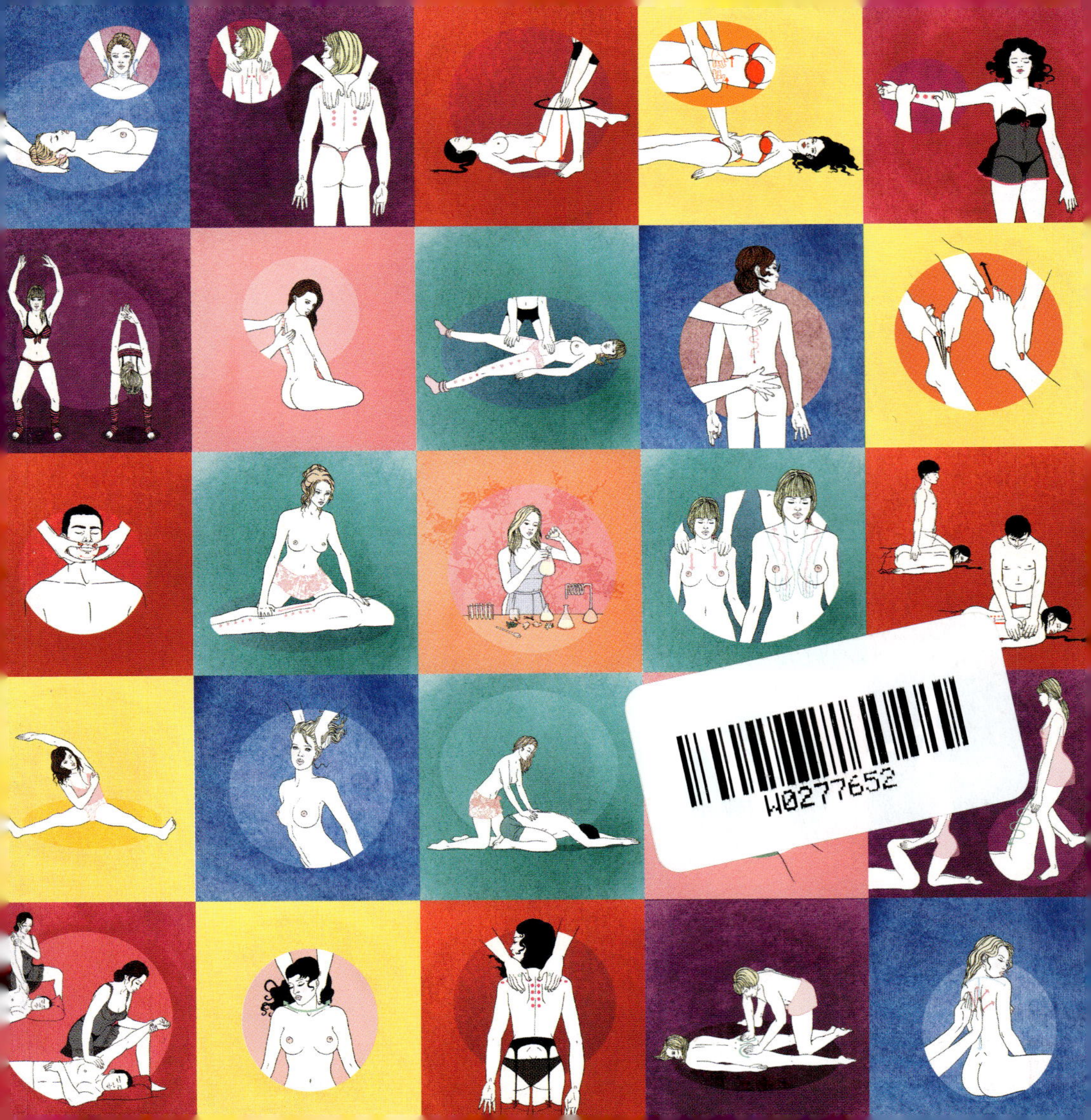

Kama Massage

LE MASSAGE À DEUX

Kama Massage

LE MASSAGE À DEUX

Alison Perrussel

Illustrations
Delphine Cauly

Erwan Denis, Élodie Lecomte, Laëtitia Giovannetti,
David Ramasseul, Sébastien Cordin ont participé à cet ouvrage.

Alison Perrussel remercie Karine Samper, Frank et Solal,
l'école de Shiatsu André Nahum,
l'école de médecine traditionnelle chinoise Shen,
tous mes amis shiatsuki qui ont croisé ma route
et tous ceux qui m'ont éclairée dans le chemin du bien-être.
Delphine Cauly remercie Gabriel et Valentine Gay, Annick Dessoudres.

Sommaire

Histoire de massage

Malgré son origine ancestrale qui remonte à la tradition thérapeutique orientale vieille de 5 000 ans, le Shiatsu (signifiant « pression des doigts ») est une forme de thérapie relativement moderne, qui devient de plus en plus populaire en Occident. Son but est d'améliorer la circulation d'énergie à travers les canaux (ou méridiens) du corps par des pressions, des étirements ou des exercices physiques.

Le principe du Shiatsu...

Le Shiatsu est une thérapie intégrale qui prend sa source dans la médecine chinoise traditionnelle et se base sur le concept de l'énergie vitale connue sous le nom de Ki (ou Chi). Cette énergie circule dans les méridiens à travers le corps. En exerçant une pression à certains points précis le long des méridiens, il est possible d'éliminer les blocages du flux d'énergie et ainsi de stimuler le bon fonctionnement de certains organes et le bien-être du corps entier. Le Shiatsu est principalement un moyen de prévention contre la maladie, mais on peut l'utiliser comme thérapie, pour soigner des symptômes spécifiques, en concentrant le traitement sur certains points ou certaines parties du corps.

Il est important de souligner l'approche orientale du corps, qui passe par une conception globale de l'homme, considéré comme un tout physique et psychologique, en relation avec son environnement. L'être humain participe aux rythmes de l'univers, d'où cette notion de Ki, que l'on traduit par « énergie », montrant cette appartenance, et qui désigne pour les Orientaux un principe vital à l'œuvre dans le monde. De ce fait, les maladies sont considérées en fonction des saisons ou des heures de la journée. Dans ce sens, ces principes permettent de saisir de quelle manière s'installent les déséquilibres et de pouvoir réagir de façon préventive.

Restez consciente que tout est énergie, tout est vibration, tout est résonance !

♥ *Les cœurs représentent le degré de difficulté des actions.*

Anatomie

L'élément BOIS correspond à notre manière de réagir face au monde. Personnalité extravertie, provocatrice, avide de changements et de nouveautés, elle ne fait que ce qui lui plaît. Très émotive, artiste, elle est à l'aise dans les métiers de création ou de recherche, c'est une pionnière exaltée !

L'élément FEU comprend le « feu humain » et « l'esprit du feu », énergie entretenue avec les autres, avec nous-même et avec l'univers. Expansive, active mais non émotive, la personnalité Feu est sociable, aime le luxe et se pavane dans le sexy. Jouisseuse, optimiste, négociatrice et communicative, elle est attirée par des métiers dynamiques à des postes à responsabilités.

L'élément TERRE correspond au soin que nous nous apportons et à nos réactions face aux autres. Sans excès, lymphatique et tempérée, elle garantit l'harmonie du foyer. Vu sa grande faculté d'adaptation, logique et pratique, les métiers liés à la terre, la médecine et le fonctionnariat lui correspondent.

L'élément MÉTAL montre les frontières entre soi et le reste du monde. Émotive, introvertie, sa timidité cache un romantisme d'hypersensible et un désintéressement idéaliste. Un job peu contraignant lui convient.

L'élément EAU correspond à notre constitution et à notre patrimoine génétique. Introvertie, peu résistante mais débordant d'énergie, elle est conventionnelle et contrôle ses émotions. Armée, politique et droit : les sujets Eau sont à l'aise dans ces domaines.

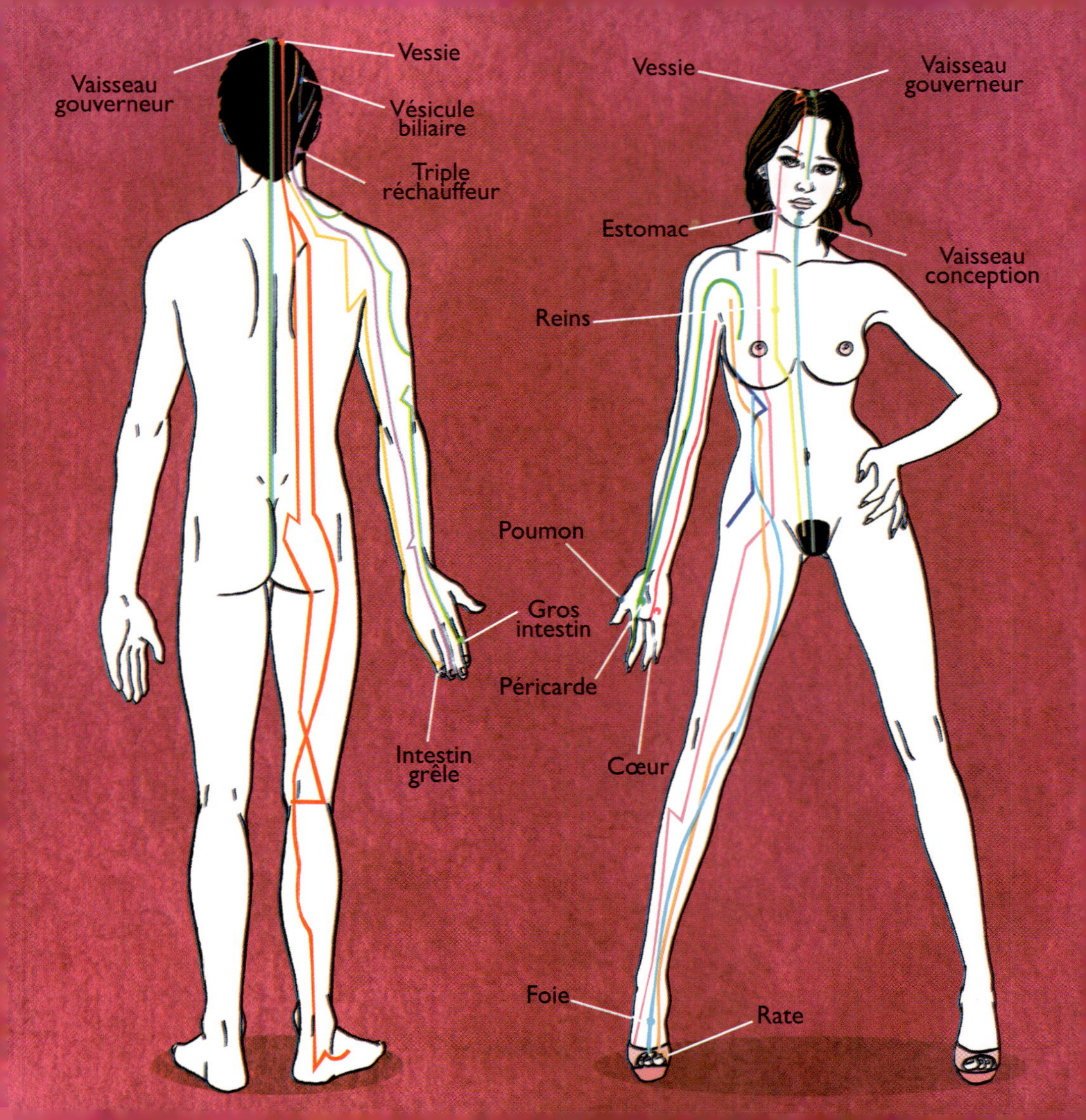
Vessie
Vaisseau gouverneur
Vésicule biliaire
Triple réchauffeur
Gros intestin
Intestin grêle
Vessie
Vaisseau gouverneur
Estomac
Vaisseau conception
Reins
Poumon
Péricarde
Cœur
Foie
Rate

Ambiances

Atmosphère, atmosphère : elle joue un rôle de tranquillité et d'harmonie, un sentiment rassurant se dégage de l'espace où la séance se déroule. Pensez qu'il vous faut tourner autour du corps sans encombre. Un éclairage tamisé sera de mise, couplé avec une musique douce et enivrante et, cerise sur le gâteau, une brume d'huiles essentielles sera vaporisée un peu avant la séance. Choisissez un parfum doux qui vous transporte déjà dans un autre monde… olfactif.

Entourez-vous de coussins de formes différentes pour assurer le confort de votre partenaire. Vous pouvez improviser un futon au sol avec plusieurs couvertures judicieusement pliées.

Il vous sera plus agréable de revêtir des vêtements souples et légers pour une facilité de mouvement et en fibres naturelles pour une meilleure transmission des sensations.

Soyez vigilante

Vous devez connaître la personne que vous allez masser. Souvenez-vous que l'objet principal du Shiatsu n'est pas de guérir mais d'aider la personne à récupérer : ne pratiquez que sur des gens en bonne santé. N'appliquez une séance ni sur une femme enceinte, ni sur les personnes souffrant de maladies chroniques et graves. Évitez de toucher les articulations et les parties du corps gonflées, douloureuses ou enflammées. Si votre partenaire est affamé, attendez qu'il se soit mis quelque chose sous la dent et, s'il vient de manger un repas copieux, attendez deux heures. Dans le doute, abstenez-vous !

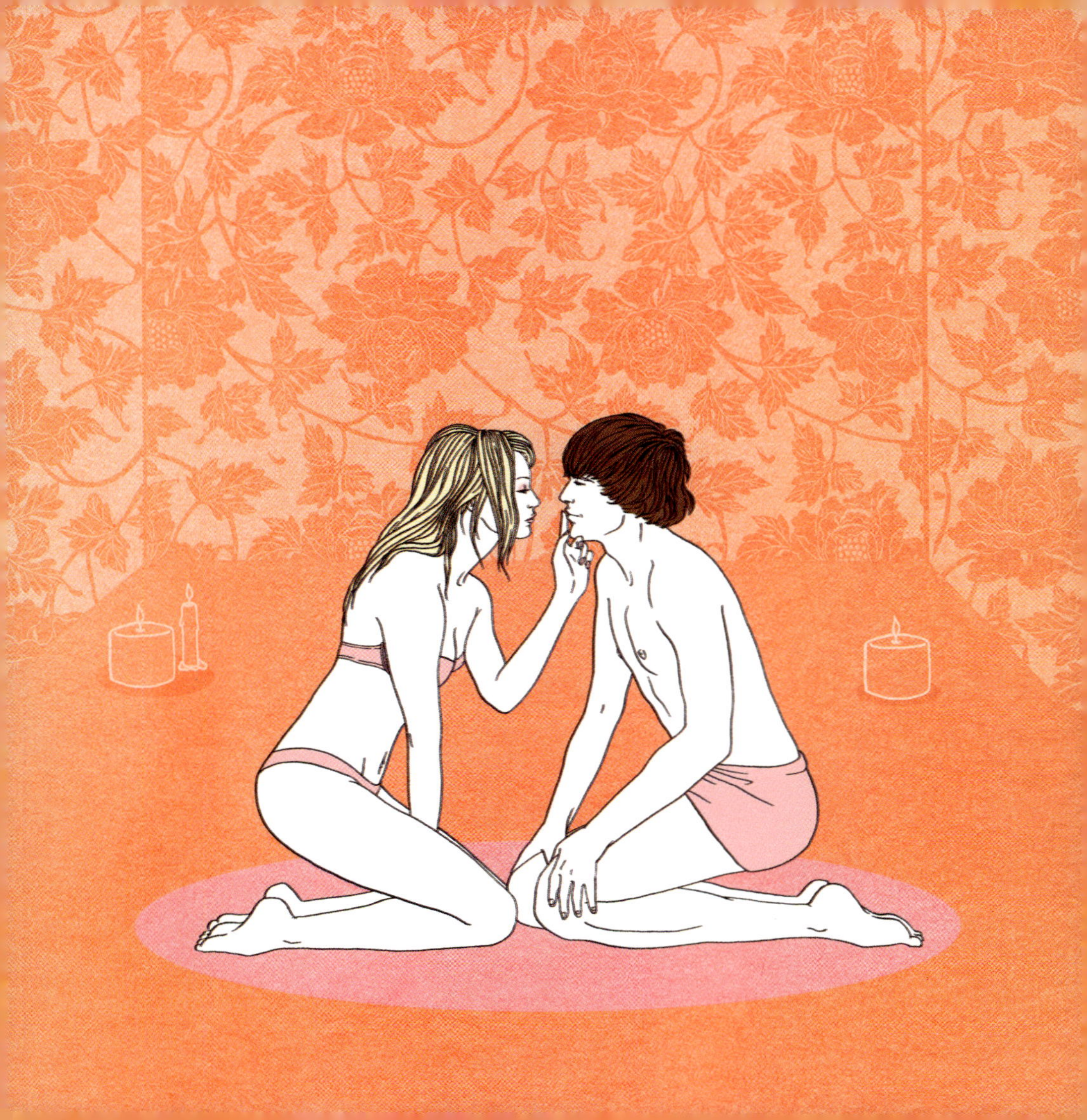

Le Club des 5 éléments...

Toujours avec ce peuple chinois, qui appréhende la loi des 5 éléments dès le début du Ier millénaire avant J.-C., et considère chacun des phénomènes de l'univers pouvant apparaître sous 5 phases différentes symbolisées par l'eau, le feu, le bois, le métal et la terre. Indication supplémentaire sur la manifestation physique et le passage à différents états du Ki. N'oublions pas que chaque élément contient du Yin et du Yang avec ses particularités et peut influencer certaines parties du corps et certaines émotions.

Élémentaire, mon cher...

LE BOIS, prédominance Yang, est caractérisé par la croissance et le mouvement vers le haut. Si le Bois est dominant, la personne est sûre d'elle, bien organisée mais encline à la colère.

LE FEU, point culminant de l'énergie Yang ; associé à la chaleur humaine, la joie, la surexcitation et l'agitation.

LA TERRE, définie par un Yin croissant. Quand cet élément prédomine, la personne a la faculté de se concentrer et d'écouter, mais peut aussi être anxieuse.

LE MÉTAL, prédominance Yin, représente la communication et l'indépendance mais peut aussi concerner une

Ki dit mieux ?

personne réservée, mélancolique et sur la défensive.

L' EAU, point culminant du Yin, coule dans les profondeurs, source de croissance. Quand l'eau prédomine, la personne est volontaire et indépendante mais elle peut être craintive et peu sûre d'elle.

Qui se ressemble... Mais qui est le Ki, où se trouve-t-il et que fait-il ?

Le Ki est l'élément de base de la philosophie de la médecine orientale. C'est l'énergie qui régit l'univers (macrocosme) et son reflet, l'homme (microcosme). Le Ki enveloppe deux éléments alternants et complémentaires : le Yin (Ki de la terre) et le Yang (Ki du ciel). L'univers se fonde sur l'équilibre de ces deux énergies, Yin et Yang, il en est de même pour l'homme qui fait partie de cet univers.

Un os dans le cosmos Cette énergie cosmique entre dans notre corps et le parcourt à travers des méridiens, sortes de canaux énergétiques qui sont situés sur tout notre corps. Ce fameux Ki possède entièrement nos cellules, il arrive parfois qu'il ne puisse plus parcourir notre corps comme bon lui semble.

Le Hara

Centre de gravité

L'essence du Shiatsu consiste à presser sans force. C'est grâce à votre hara que vous comprendrez comment faire la différence.

Mais qui est-il et où est-il ?

Le hara se trouve au niveau du ventre, sur l'axe central du corps, à trois doigts environ sous le nombril. Il est non seulement le point pivot de votre corps pour la répartition du poids, mais aussi le centre de sa force vitale. Un centre de gravité énergétique, en quelque sorte.

Quand vos mouvements, vos respirations et vos pressions partent de ce centre, le poids et la vitalité y participent et cela demande moins d'effort.

Découvrez votre hara...

Assise les jambes légèrement écartées, placez vos mains dans la zone sous le nombril... relâchez vos muscles, fermez les yeux et dirigez votre attention vers le centre intérieur de votre être. Respirez tranquillement par le nez,

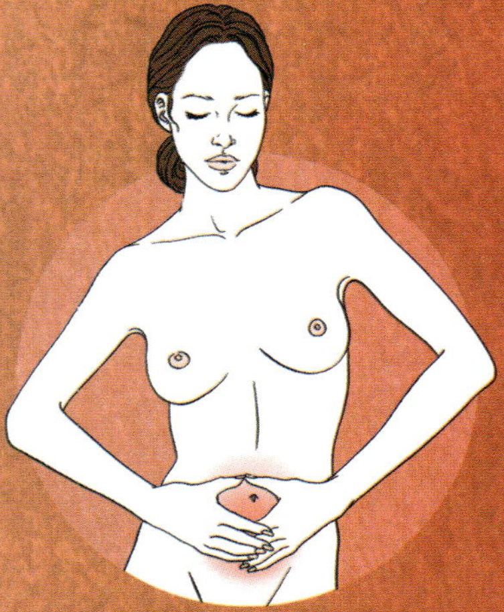

votre ventre se gonfle, et expirez par le nez, votre ventre se contracte. Essayez de sentir l'énergie accumulée dans cette partie.

Plus votre hara est fort, plus grande est votre résistance. Vous êtes concentrée sur le but à atteindre et vous ne gaspillez ni énergie, ni talent : c'est le hara qui rit !

Le Seiza

Les postures que va prendre votre corps tout au long des séances seront essentiellement la posture en Seiza, un genou au sol ou en fente. Ces positions permettent un travail au sol stable, il faut qu'elles vous soient agréables en tenant compte de votre hara.

Position Seiza

Mettez-vous à genoux, placez vos fesses sur les talons, le dessus des pieds soit à plat sur le sol soit les orteils recourbés suivant la situation. Vous pouvez varier la position en écartant plus ou moins les genoux.

Position un genou au sol

Partant du Seiza, levez un genou et posez le pied sur le côté à plat sur le sol.

Position en fente

Partant de la position un genou au sol, levez les fesses et agrandissez l'espace entre le genou et le pied au sol.

Évitez les tensions et détendez votre corps pendant les séances. Baissez les épaules et relâchez-les, ouvrez votre poitrine en respirant profondément, regardez devant vous tout en laissant un œil vigilant sur d'éventuelles réactions de votre partenaire ; vous êtes un chat, délié dans le lié de vos gestes. Votre dos est comme votre mental : droit et fort sans être rigide. Unissez-vous à la terre par vos appuis, vos mains, vos pieds, vos genoux, et recevez l'énergie du ciel par le sommet de votre tête et votre dos.

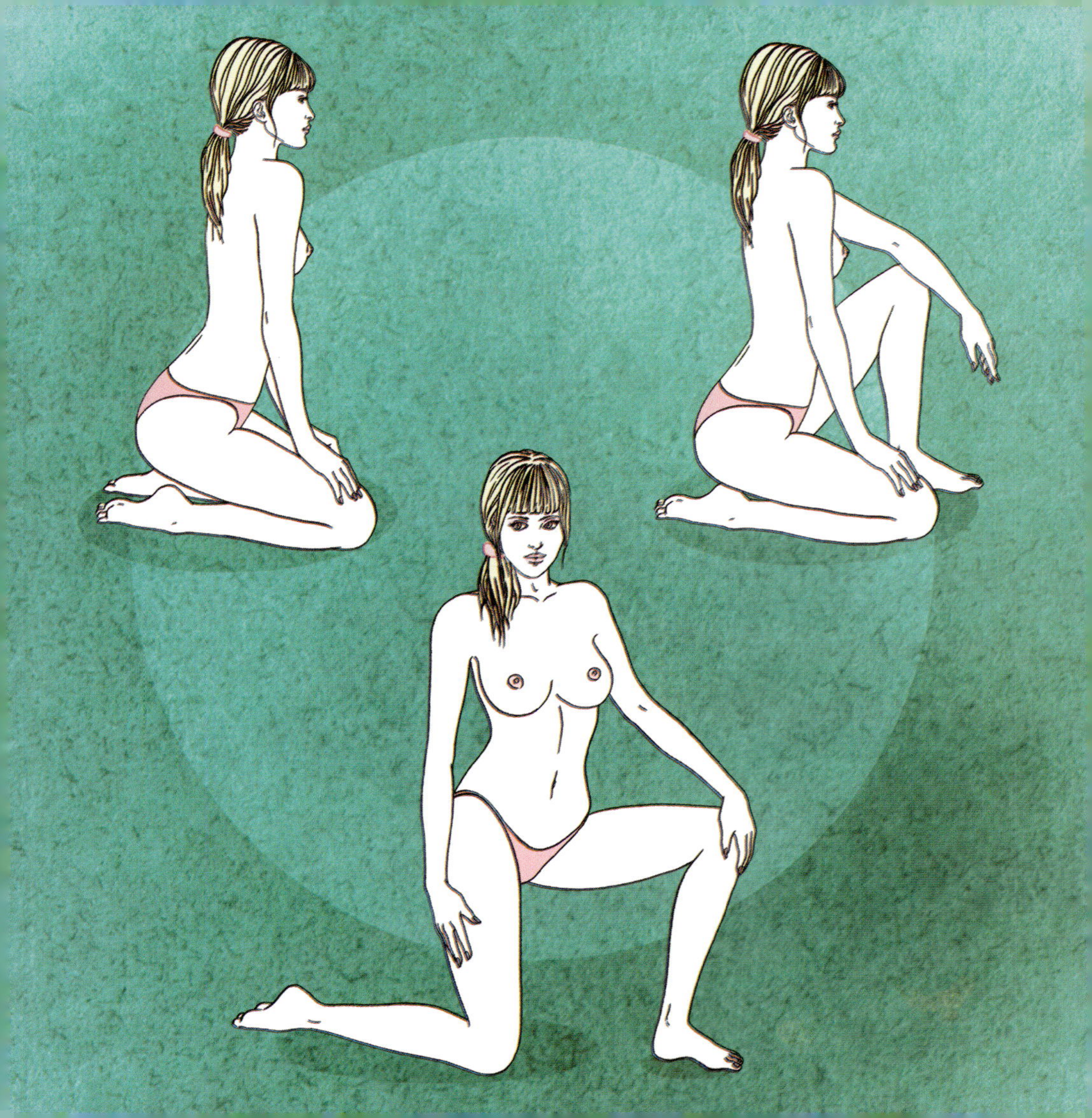

Chauffer, échauffer, s'échauffer

Le Shiatsu, cette thérapie basée sur la faculté fondamentale qu'a l'homme de transmettre et de recevoir des sensations bénéfiques par contact physique, nécessite des années d'apprentissage.

Il vous faut être en forme, pleine de souplesse pour donner une séance. Les exercices qui suivent visent à améliorer la circulation du Ki, à maintenir la souplesse des articulations. Il est judicieux de faire pratiquer ces séries de postures à votre partenaire pour augmenter le bénéfice de vos séances. Seule ou à deux, utilisez la bonne formule au bon moment.

La pêche au Makko-ho... Chaque Makko-ho a une action sur un élément et donc sur deux méridiens... Vous avez dit casse-tête chinois ?

Dans ces séries d'exercices, la respiration joue un rôle important dans la circulation énergétique. Non seulement vous oxygénez votre corps grâce à la respiration, mais vous allez permettre des étirements plus en douceur et plus profonds.

Énergie propre... Chaque position commence par une inspiration puis continue dans une expiration. Si vous restez plusieurs respirations dans la posture, vous sentirez les blocages et pourrez ainsi les libérer. Visualisez la lumière blanche et purificatrice qui pénètre votre corps à l'inspiration puis une vapeur d'eau grise qui en ressort. Vous faites un véritable nettoyage énergétique. Ressentez la chaleur envahir votre enveloppe charnelle : vous activez votre Ki.

	BOIS	FEU	TERRE	MÉTAL	EAU
Direction	Est	Sud	Centre	Ouest	Nord
Saisons	Printemps	Été	Été indien	Automne	Hiver
Cycle	Naissance	Croissance	Mûrissement	Moisson	Stockage
Climat	Vent	Chaleur	Moiteur	Sécheresse	Froid
Couleur	Vert	Rouge	Jaune	Blanc	Bleu foncé
Saveur	Acide	Amer	Sucré	Piquant	Salé
Organe Yin	Foie	Cœur	Rate	Poumon	Rein
Organe Yang	Vésicule biliaire	Intestin grêle	Estomac	Côlon	Vessie
Sens	Yeux	Langue	Bouche	Nez	Oreilles
Fluide corp.	Larmes	Sueur	Salive	Mucus	Urine
Tissu	Ligaments et tendons	Vaisseaux sanguins	Muscles	Peau	Os
Voix	Crier	Rire	Chanter	Pleurer	Grogner
Émotion	Colère	Joie	Réflexion	Tristesse	Peur
Aspect mental	Spirituel	Pensée	Intellect	Matériel	Volonté

Élément Métal

Makko-ho
Poumons - Gros intestin

Debout, jambes écartées sur la largeur des épaules, genoux légèrement fléchis. Sur l'inspire, levez les bras au-dessus de votre tête, redescendez-les sur l'expire. Inspire : crochetez vos pouces dans le dos. Expire : penchez-vous en avant en étirant les bras le plus possible vers le sol. Tenez la position plusieurs respirations en étirant tranquillement. Revenez lentement à la position de départ.

• Donnez un coup de main à votre partenaire pendant l'étirement si vous aimez les vues imprenables sur les fessiers rebondissants.

• Échanges privilégiés entre le monde intérieur et le monde extérieur. Élimination impitoyable des matières et des toxines.

Conseil gourmand

Attirer un sujet Métal ? Rien de plus facile. Appliquez généreusement un liquide sucré sur votre corps : vous y gagnerez quelques langoureux coups de langue. De plus, le Métal est très lait : un bain de lait plutôt que d'eau vous garantit des ébats sans délai.
Mais pour soutenir son énergie, le sujet Métal a besoin de saveurs piquantes : radis noir, gingembre, moutarde, oignon, poivre, etc.

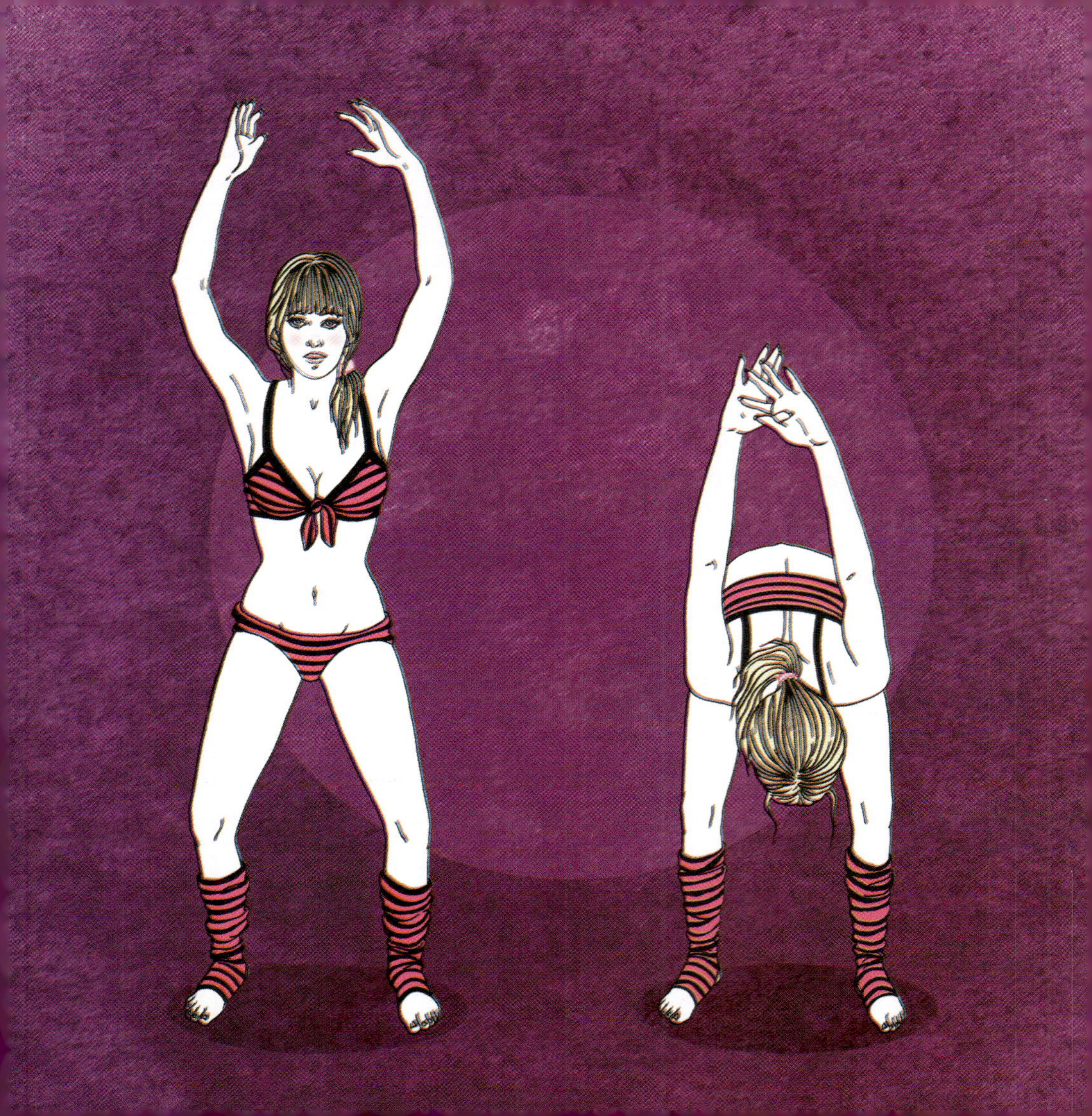

Élément Terre

Makko-ho
Estomac - Rate

Asseyez-vous les genoux bien écartés de sorte que vos fesses reposent au sol. Posez vos mains à plat au sol derrière vous. Inspirez puis, sur l'expire, penchez-vous lentement en arrière, vos coudes bientôt touchent le sol et peut-être votre dos en entier. Restez plusieurs respirations. Ne cherchez pas à descendre à tout prix, le but n'est pas de pousser des wagonnets au fond de la mine : vous devez ressentir un étirement et non de la douleur.

• Inclinez-vous en même temps que votre partenaire : vous sentirez son dos tout contre votre visage... Et plus si affinités.

• Distribution de l'énergie, ainsi que sa collecte provenant de la nourriture.

Conseil gourmand

Mot d'ordre : l'équilibre… Si votre sujet Terre est végétarien (type Yin), proposez-lui du vin (type Yang) pour une harmonie totale de son être (pas au point de le transformer en tatami usagé, tout de même).

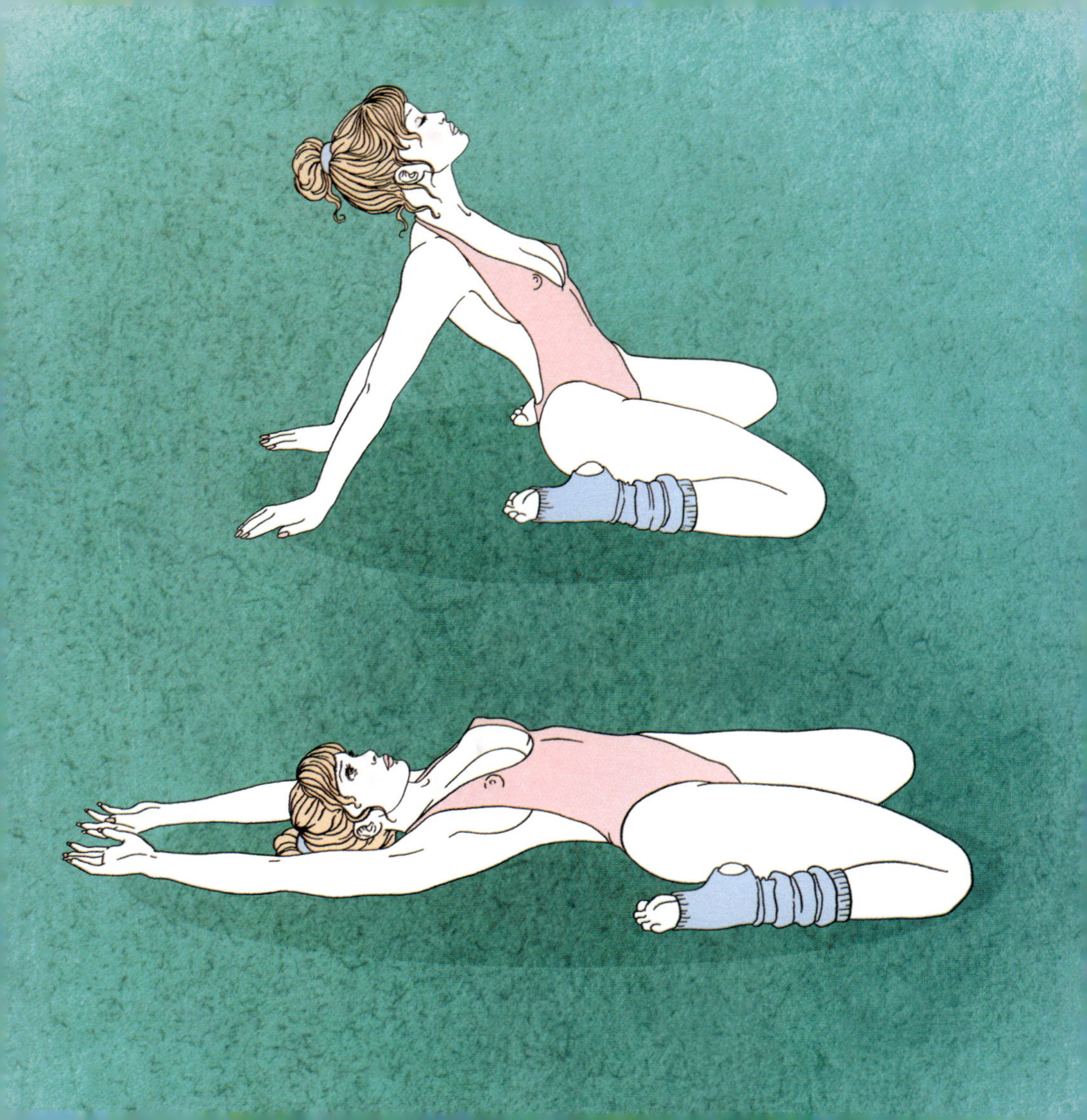

Élément Feu (1)

Makko-ho
Cœur - Intestin grêle

Restez assise, saisissez vos pieds avec vos mains, plantes de pied l'une contre l'autre. Inspire : dos bien droit. Expire : penchez-vous en avant et amenez votre front vers les orteils. Inspirez, expirez profondément quelques minutes, puis inspirez en revenant en position initiale.

• Venez placer tout votre buste sur la surface de son dos, vous chevauchez l'étalon... ou le poney Shetland selon le gabarit.

• En déséquilibre : problèmes cardiovasculaires, transpiration excessive, agitation, confusion mentale. Ou alors, c'est vous qui lui faites cet effet.

Conseil gourmand

Votre sujet Feu est en excès, il parle sans cesse, fume en prenant son café, a les joues rouges et s'agite… surtout ne l'invitez pas à déguster une souris d'agneau arrosée de vin. Vous risquez la surchauffe ! Préparez-lui plutôt un bon saumon avec du riz sans épices !

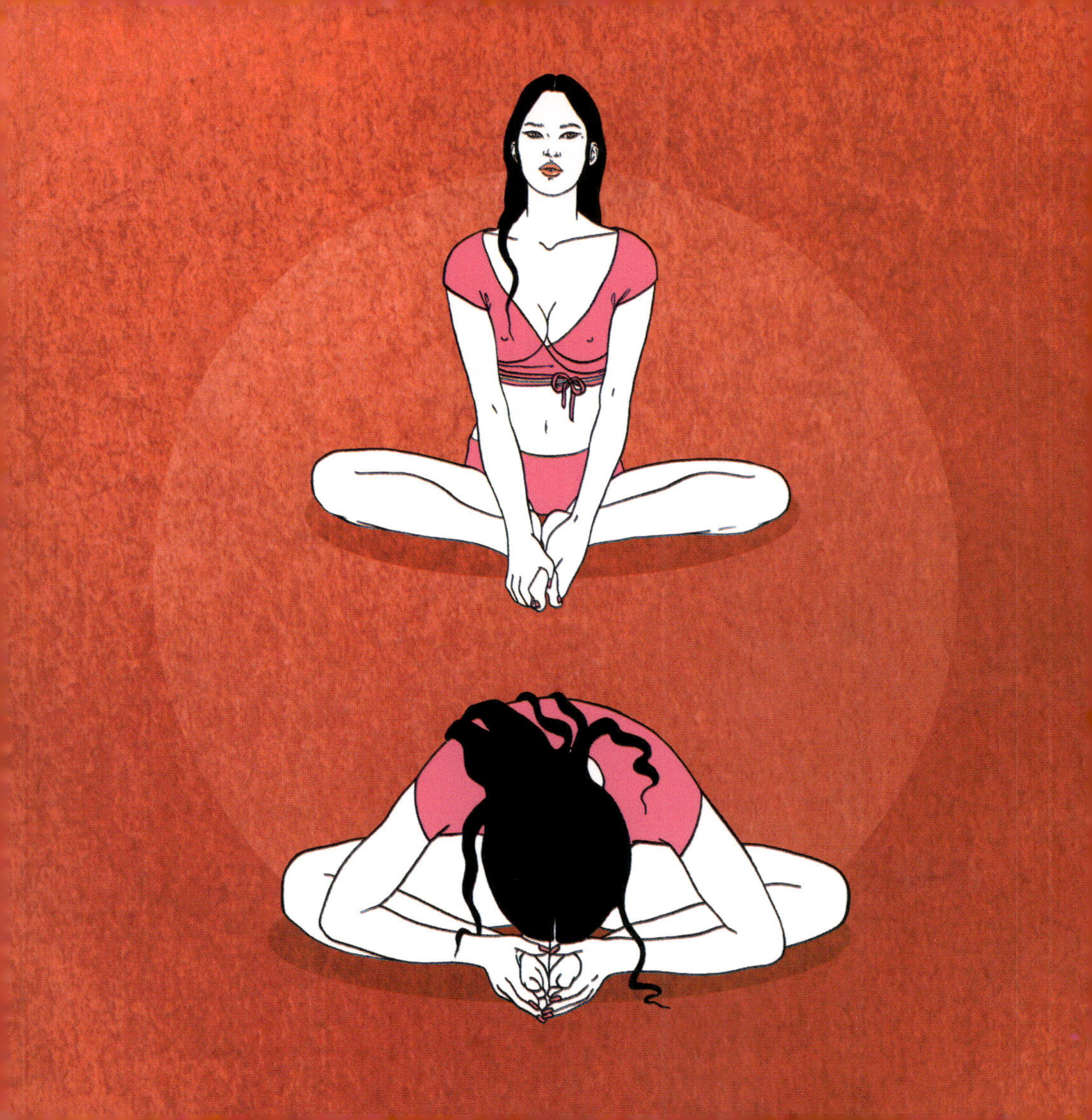

Élément Eau

Makko-ho
Reins - Vessie

Étendez les jambes et les bras devant vous, bien parallèles. Inspirez, dos droit et épaules basses et relâchées, expirez en vous penchant en avant, paumes tournées vers l'extérieur comme si vous vouliez toucher vos doigts de pied. Plusieurs respirations pour bien ressentir l'allongement des membres.

• Placez-vous bien en face de son regard de baise, pardon, de braise, et, en tenant ses poignets, aidez-le à s'étirer vers le haut et l'avant.

• Source d'énergie vitale en rapport avec le système nerveux. En déséquilibre, provoque une fatigue générale, voire impuissance et frigidité. Bref, votre sujet Eau devient une vraie flaque.

Conseil gourmand

C'est vrai : votre sujet Eau aime le sel. Mais inutile de le transformer en petit salé aux lentilles. Un peu de fromage et de charcuterie suffiront à le combler.
Et surtout, dites-lui bien : « Mais si, chéri, dans vaisselle, il y a "sel". Et puis, l'eau, ça te connaît… »

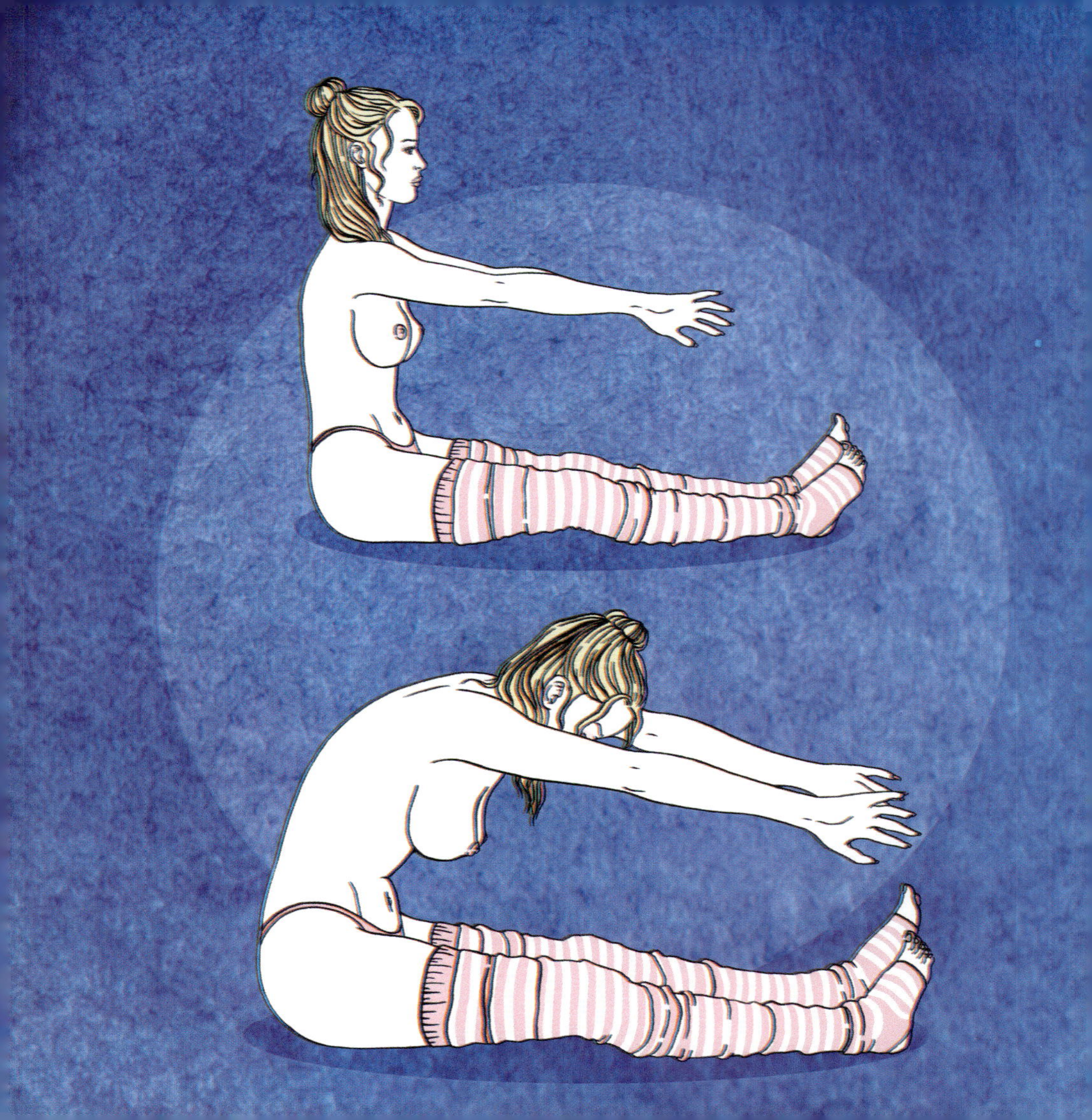

Élément Feu (2)

Makko-ho
Maître du cœur - Triple réchauffeur

Seul l'élément Feu dispose de quatre méridiens. En tailleur, les pieds le plus proches du pubis. Inspire dos droit, vous commencez à croiser les bras puis, sur l'expire, continuez à croiser vos bras jusqu'à venir poser une main sur chaque genou opposé. Vos coudes touchent le sol, la tête est totalement relâchée. Cinq respirations plus loin, revenez doucement.

• Admirez la souplesse de son arc dorsal. Ou au moins, faites semblant.

• Le maître du cœur protège le cœur du stress, des émotions et des infections, tandis que le triple réchauffeur équilibre l'énergie dans l'ensemble du corps. Et tout ça pour un salaire de misère...

Conseil gourmand

Si, au contraire du premier sujet Feu, celui-ci est timide, réservé et peu communicatif… alors une grillade s'impose ! Blé, abricot, salade amère sauront « rallumer le feu », comme dirait un jeune chanteur plein d'avenir.

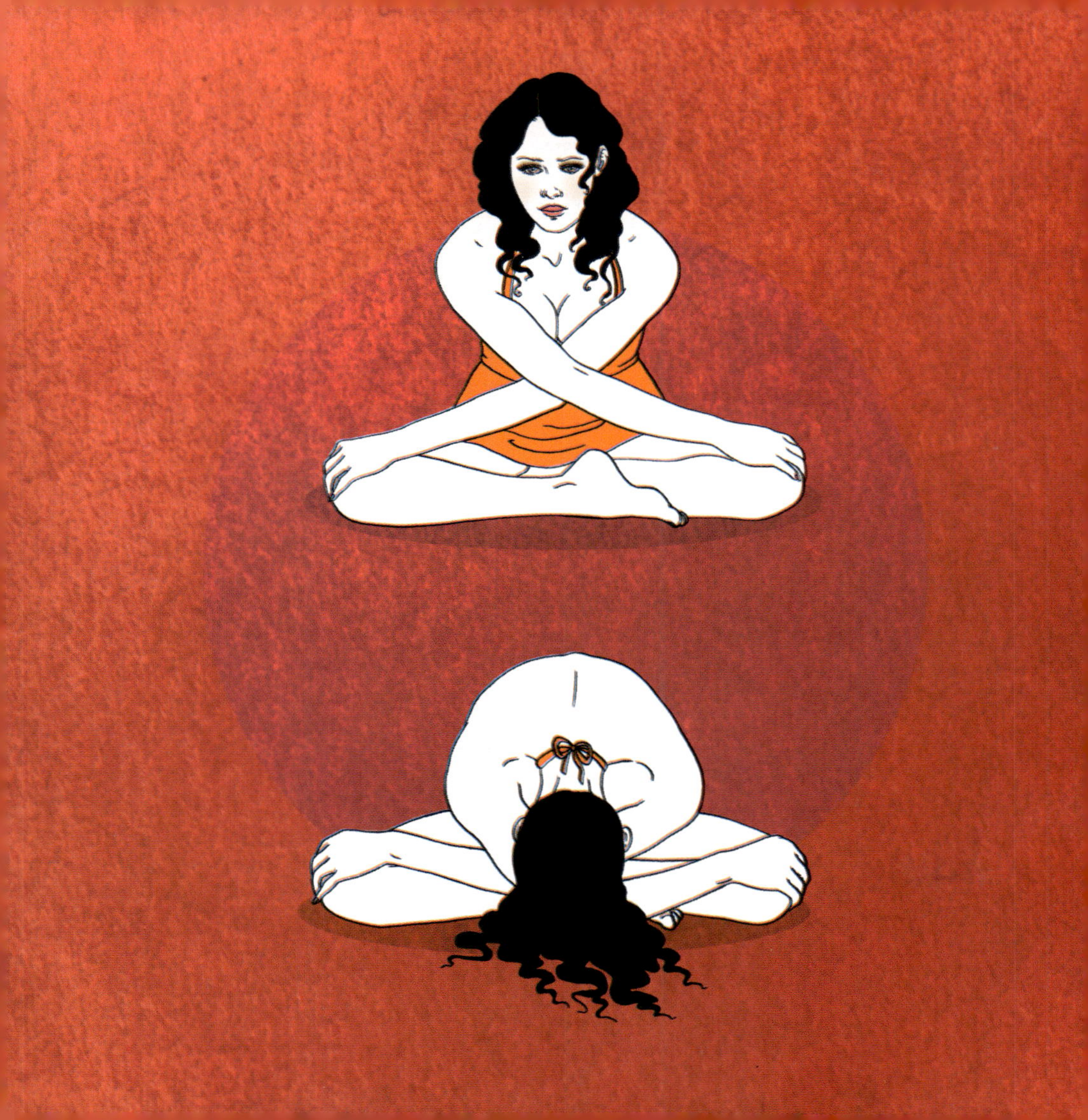

Élément Bois

Makko-ho
Foie - Vésicule biliaire

Asseyez-vous les jambes écartées le plus possible. Sur l'inspire, montez les bras au-dessus de la tête, opérez une rotation en direction d'une jambe. Sur l'expire, penchez-vous latéralement sur l'autre jambe, les paumes tournées vers l'extérieur. Idem de l'autre côté.

• Derrière votre partenaire, vous attrapez son buste et l'aidez à s'étirer encore pour un corps plus malléable. Non, pas plus mou : plus malléable. C'est différent !

• Action et prise de décision. Maux de tête, tensions musculaires, troubles psychiques (surtout si votre sujet Bois boit).

Conseil gourmand

Faites comme le Petit Poucet… parsemez des morceaux de chocolat jusqu'à l'endroit choisi et votre sujet Bois ne le restera pas... de bois. Choisissez-le noir de préférence ! Attention aux éventuels effets secondaires. Vous pouvez aussi opter pour la fondue au chocolat avec prunes, oranges et raisin.

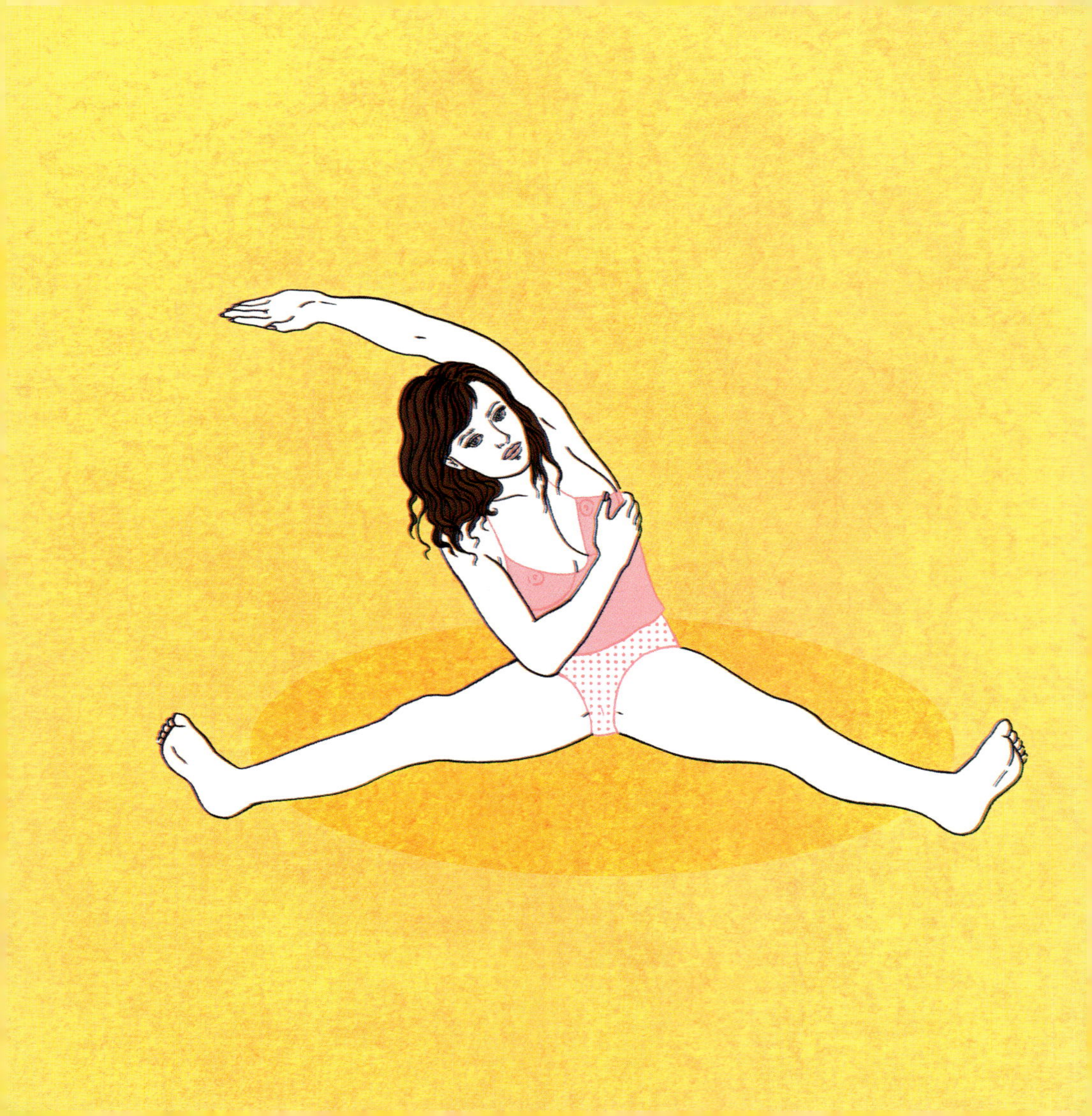

Je te veux Yin, je te veux Yang

Pour la civilisation chinoise, l'homme est le fruit de l'union du ciel Yang et de la terre Yin. Lorsque le Ki se condense, il peut créer des êtres, disait Zhu Xi (XIIe siècle av. J.-C.), qui a aussi dit « Passe-moi le sel, s'il te plaît », mais ceci est une autre histoire.

L'énergie circule de façon privilégiée le long des méridiens, qui sont soit Yin soit Yang selon leur emplacement. La partie antérieure du corps abrite les méridiens Yin, qui montent le long des jambes, des bras et du tronc. C'est dans la partie postérieure que se logent les méridiens Yang, qui descendent vers la terre par les bras, les jambes et le corps.

L'objectif du Shiatsu est d'équilibrer ces différentes énergies et d'assurer leur régulation.

L'énergie Yang est la force active, qui met les choses en mouvement et pousse à la transformation. Exemple : « Tu débarrasserais la table, chéri ? » L'énergie Yin est passive et stable. Exemple : « C'est moi qui l'ai mise, mon cœur. »

Nous possédons en nous une part de Yin et de Yang, notre harmonie réside dans cette mixité… à vous de décrypter la part cachée de l'autre.

YANG	YIN
CARACTÉRISTIQUES	
Jour	Nuit
Chaleur	Froid
Été	Hiver
Sec	Humide
Évaporation	Condensation
Montant	Descendant
Actif	Passif
Extérieur	Intérieur
Ciel	Terre
Mâle	Femelle
Immatériel	Matériel
ORGANES	
Côlon	Poumons
Estomac	Rate
Intestin grêle	Cœur
Triple réchauffeur	Péricarde
Vésicule biliaire	Foie
Vessie	Reins
ALIMENTS	
Viande rouge	Salade
Ail	Banane
Pêches	Crustacés
Café	Bière
Piment	Tomates
Tubercules	Pommes

ALIMENTS NEUTRES

Riz, fruits, légumes verts, blé, avoine, lait, œufs, légumes secs

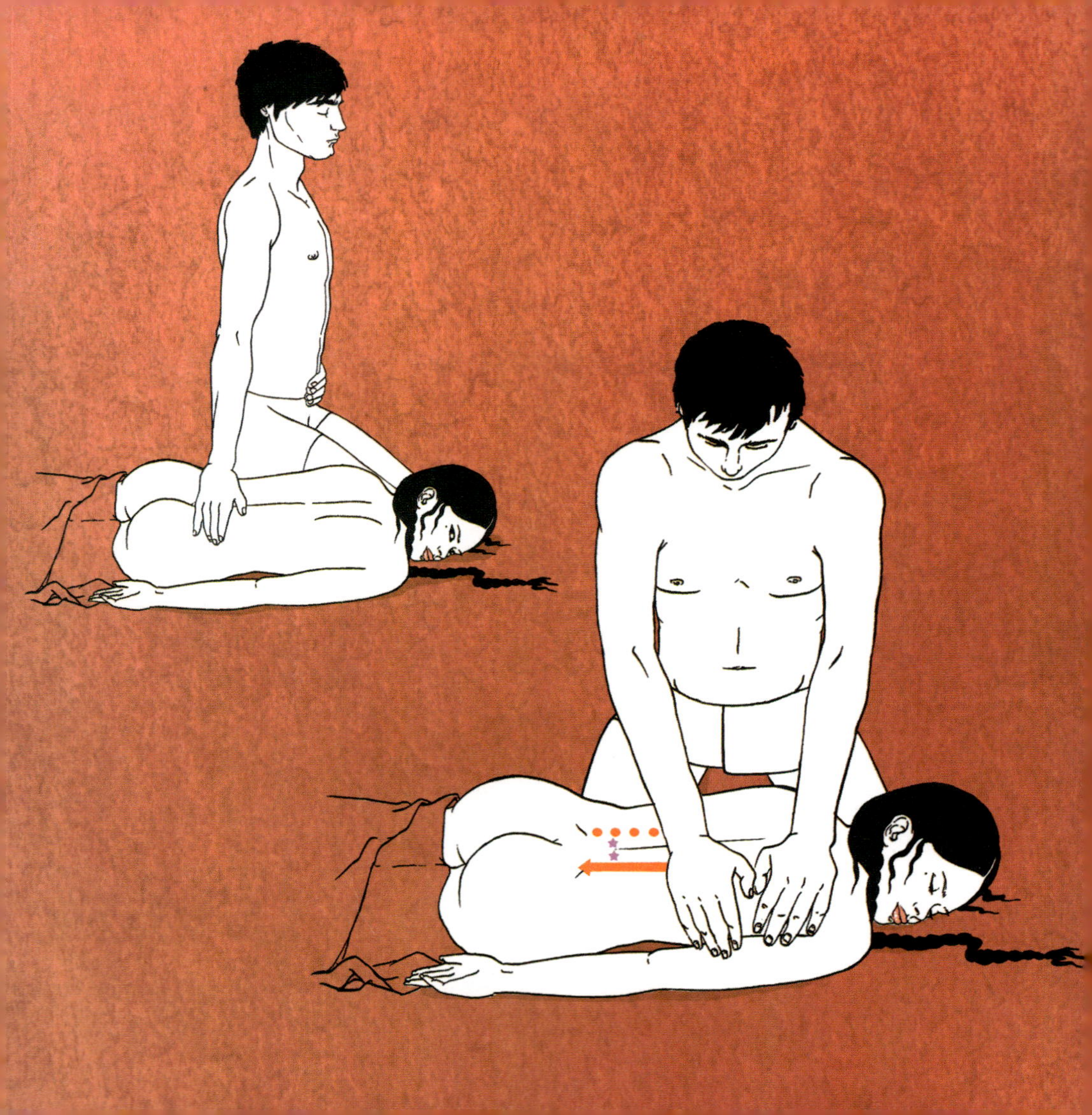

La colonne du Ki

L'ART DU TOUCHER

La personne qui va recevoir le massage est en position allongée, sur le ventre, les bras le long du corps. Cet état allongé diffuse chez votre partenaire un sentiment de sécurité, sauf si vous passez des chansons à boire bavaroises en guise de musique d'ambiance. Vous êtes assise en Seiza.
Pour augmenter le flot du Ki, frottez vos mains quelques secondes. L'une viendra se déposer sur le bas du dos, l'autre se placera au niveau de votre hara. Genoux écartés, bras tendus, vos paumes se placent d'un côté, entre la colonne vertébrale et l'omoplate. La main gauche reste en appui en haut du dos alors que la main droite, par pressions avec les paumes, descend vers le sacrum. Recommencez de l'autre côté de la colonne.

LE + EXTASE

Le dos est la zone stratégique de notre corps. Toute notre vie psychique s'y reflète, donc chaque point touché a un effet calmant. Ou presque…

LIBÉRATION SENSUELLE

Le point V 23 (entre les 2e et 3e vertèbres lombaires, exactement à l'opposé du nombril) accroît l'énergie vitale de votre partenaire. Ne passez pas plus de deux minutes sur ce point car l'effet pourrait s'inverser ! Ce qui serait dommage. Bêta, même !

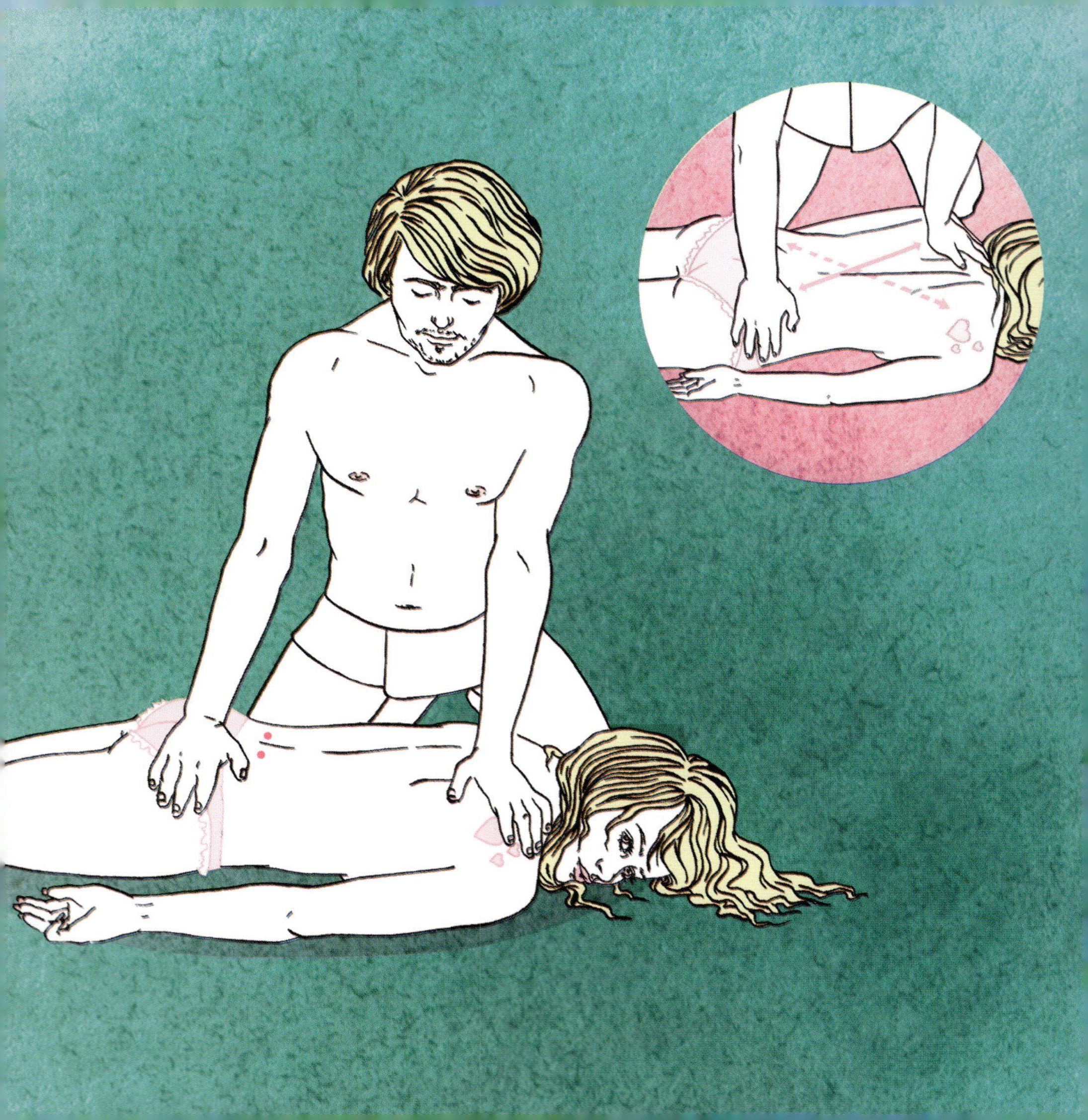

La main passe

L'ART DU TOUCHER

Gardez la même position. Remarquez que votre respiration commence à suivre le rythme de celle de votre partenaire. Une union s'initie. Placez alors vos mains en haut et en bas de sa colonne. Penchez-vous en avant afin d'exercer une légère pression avec les paumes – main gauche en direction de la tête, main droite en direction du sacrum. Bougez vos mains l'une après l'autre pour un étirement en diagonale – main gauche sur l'omoplate gauche, main droite sur la fesse droite. Et inversement. La pression est plus soutenue si vous déplacez votre corps en avant.

LE + EXTASE

Le dos de votre sujet se détend, vous sentez son énergie se réveiller et les tensions se dissiper. Les Orientaux lisent le passé d'un homme en massant son dos.

LIBÉRATION SENSUELLE

Le point V 26 (entre la 5e lombaire et l'os du bassin) procure un intense renforcement sexuel. En le massant, vous aurez donc sans doute une idée de votre futur proche.

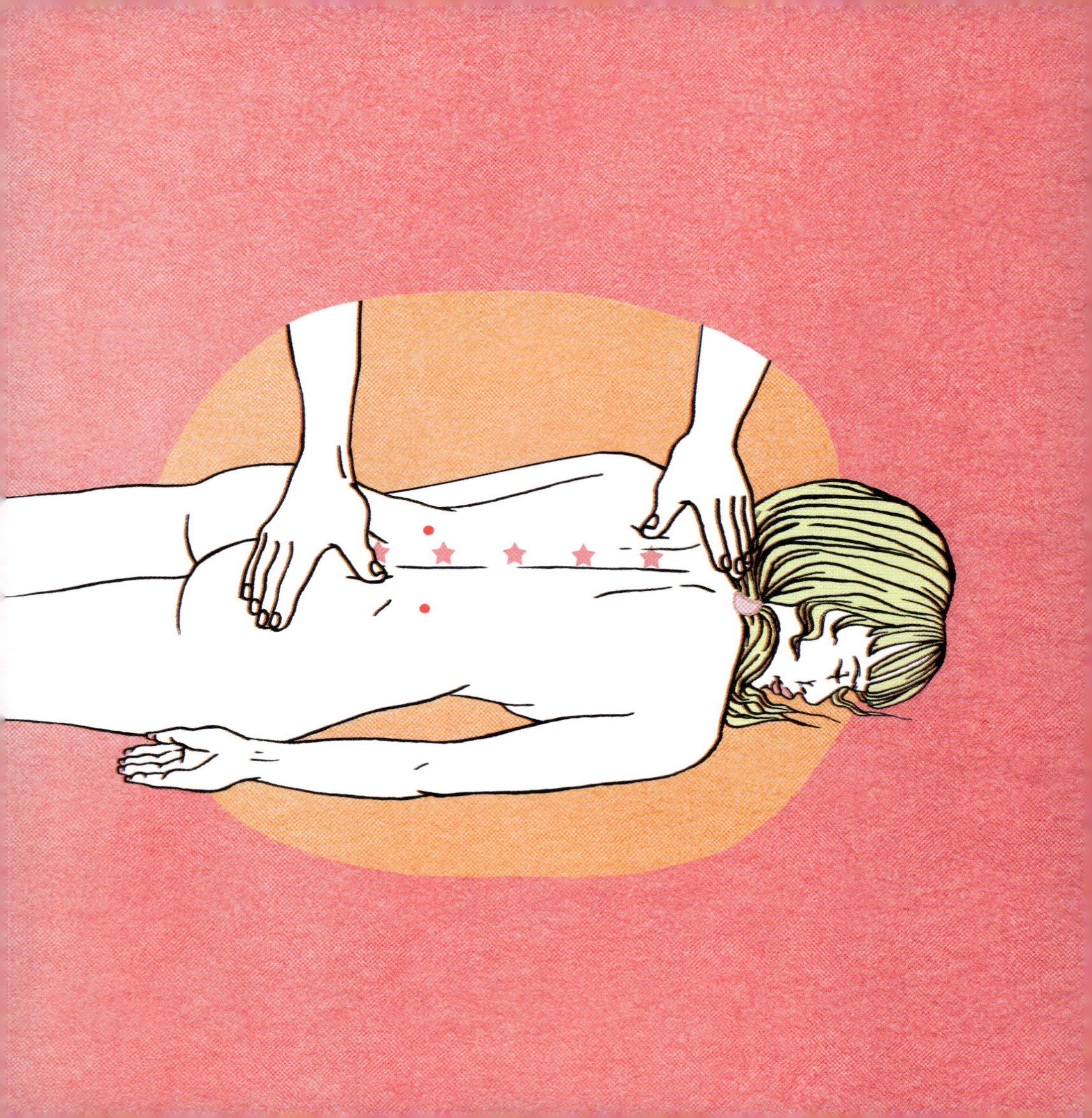

Attraction fatale

L'ART DU TOUCHER

Toujours dans la même position, vous allez accroître l'effet apaisant de votre massage grâce aux pressions des pouces. En utilisant le poids de votre corps et votre hara, indispensable pour ne pas forcer vos appuis, vous serez plus sereine. Pouce de la main gauche à deux doigts de la colonne vertébrale au niveau du haut de l'omoplate. Pouce de la main droite juste à côté pour une première pression. Puis déplacez le pouce droit à chaque respiration du partenaire, deux centimètres chaque fois en direction du sacrum. De son côté, le pouce de la main gauche reste en pression tenue. Deux ou trois passages d'un côté de la colonne puis de l'autre sont nécessaires.

LE + EXTASE

Accentuez vos pressions sur les points les plus tendus. Si votre partenaire souhaite vous guider, ne lui répondez pas : « Je décide, tu t'exécutes. »

LIBÉRATION SENSUELLE

Le point V 52 (entre les 2e et 3e vertèbres lombaires à quatre doigts de la colonne) est nommé « Chambre des esprits ». Il redonne du tonus, surtout si vous avez le sport en chambre à l'esprit.

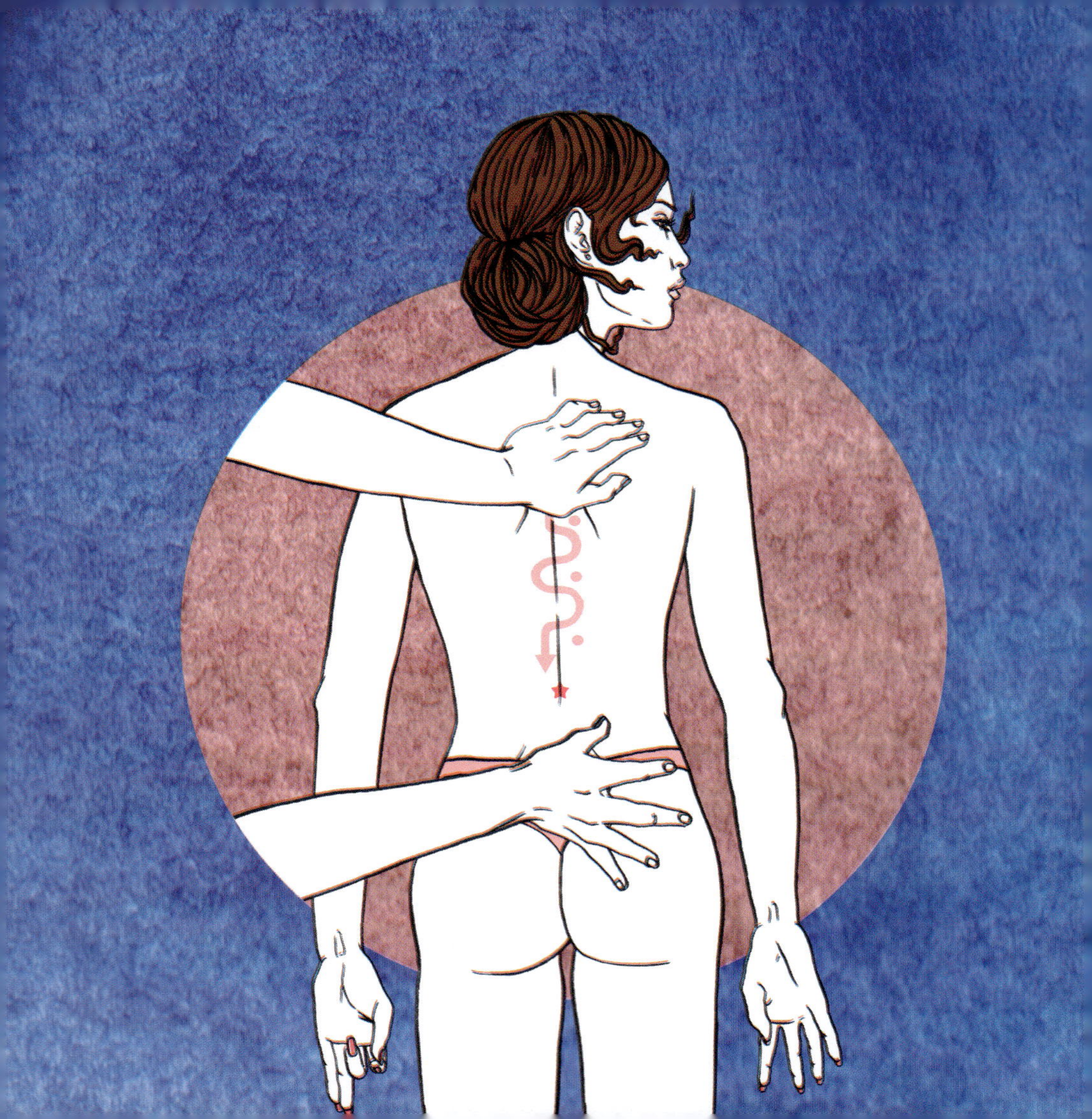

Le serpent à plumes

L'ART DU TOUCHER

Ne changez pas de position. Vos paumes viennent se placer, la gauche en haut du dos entre la colonne et l'omoplate, la droite en bas du dos étalée sur le sacrum. Vous avez la base de la colonne bien en main, maintenez une pression ferme. La main gauche commence à balancer le corps et se déplace petit à petit vers le sacrum. La difficulté réside dans le fait de presser et de balancer en même temps pour la main gauche. Recommencez de l'autre côté de la colonne.

LE + EXTASE

N'hésitez pas à balancer le corps pour provoquer une ondulation de toute la colonne. Les muscles se relâchent, les tensions se dispersent et vous entrez dans le vif du sujet.

LIBÉRATION SENSUELLE

Point appelé Ming Menn, « Porte de vie », le VG 4 (sur l'épine dorsale entre les 2e et 3e vertèbres lombaires) exactement en opposition avec le nombril, peut être stimulé en frottement. Votre énergie ancestrale ressuscite et votre Yang s'en trouve réanimé. Autrement dit, vous avez une pêche d'enfer.

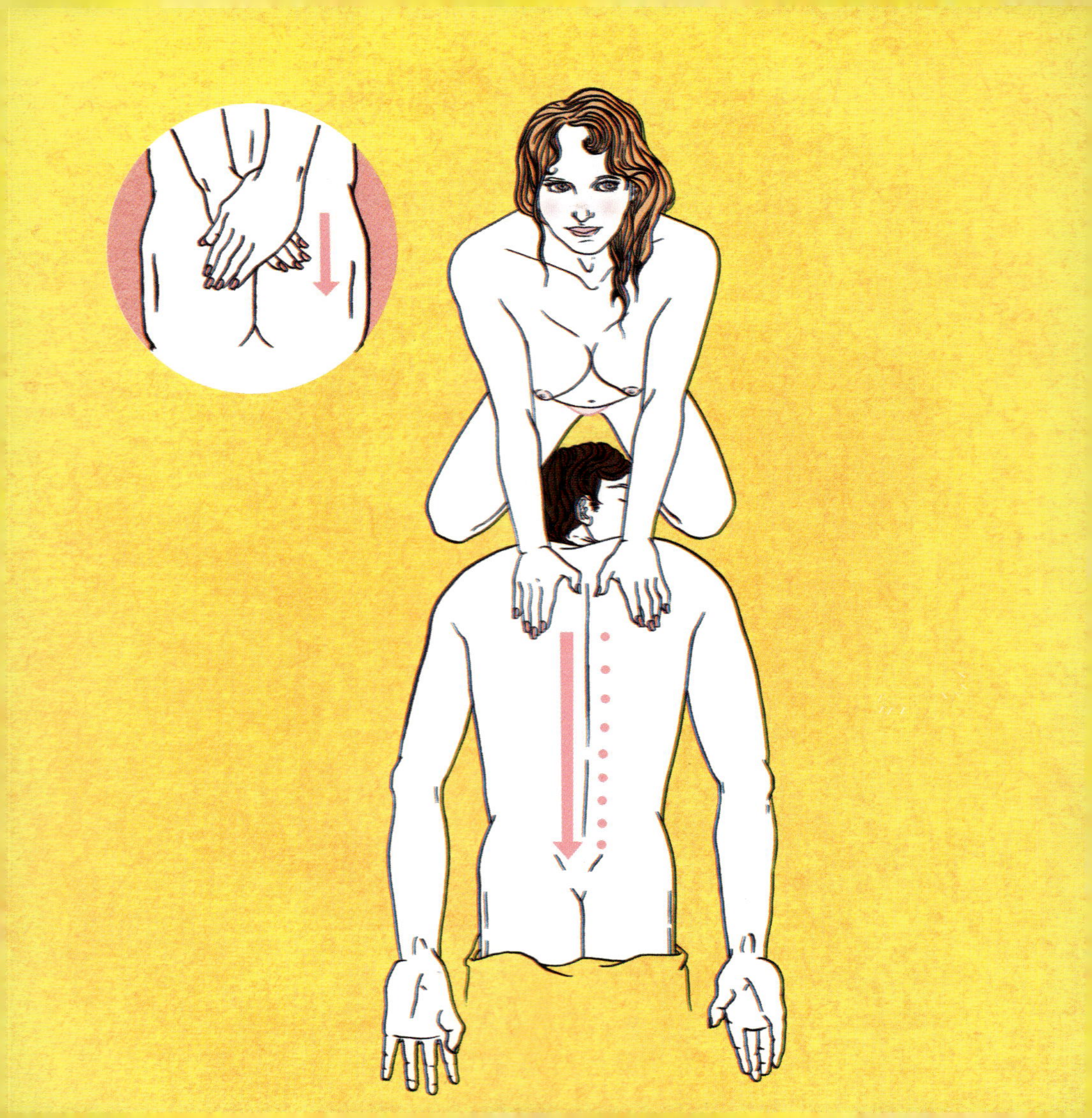

L'échelle du désir

L'ART DU TOUCHER

Placez-vous à la tête de votre partenaire, position sur les genoux écartés. Et punissez sévèrement toute distraction de sa part. Vos paumes se rejoignent en haut du dos en V. Une lente descente en pressions alternées s'amorce pour se finir en bas du dos, paumes enveloppant le sacrum. Déposez une main sur l'autre au centre du sacrum et effectuez plusieurs pressions assez fortes en direction des pieds.

LE + EXTASE

La chaleur qui naît de vos mains se diffuse dans tout le dos, vous appréciez l'énergie qui coule. L'arrivée au sacrum, la queue de notre colonne, est une partie riche en tensions. Risques de déblocages intempestifs.

LIBÉRATION SENSUELLE

Le sacrum se doit d'être détendu car il est le départ et l'arrivée d'une bonne ondulation vertébrale. Les vibrations se répandent avec facilité grâce à la flexibilité du sacre… hum.

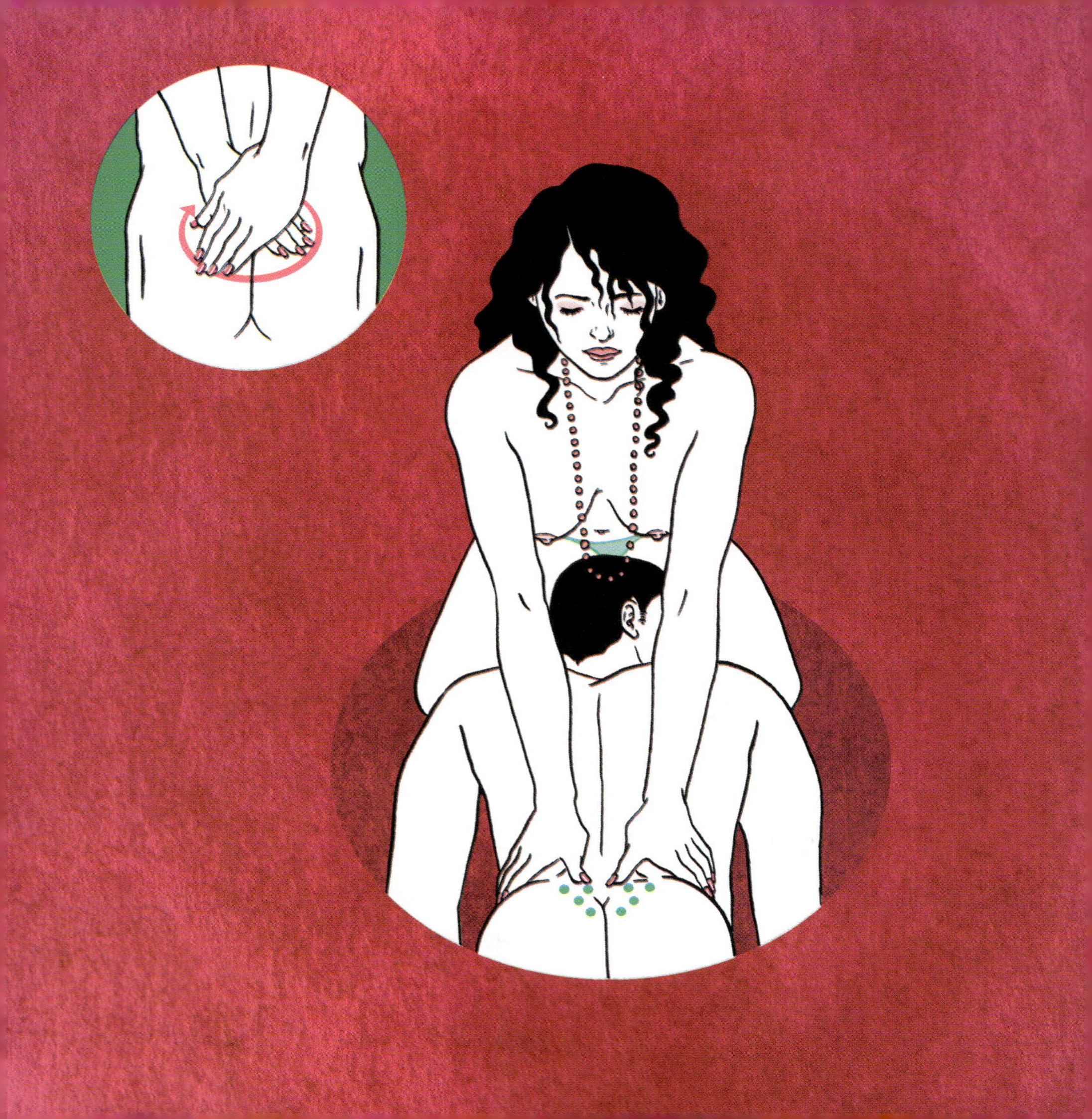

Les deux cerisiers

L'ART DU TOUCHER

Dans la même position, une main sur l'autre sur le sacrum, effectuez des rotations suffisamment importantes pour faire bouger le corps entier. Vos pouces se placent doucement en haut du sacrum dans les trous juste de chaque côté de la colonne. Déplacez vos pouces l'un après l'autre en direction du bas du sacrum. Faites de même en écartant un peu plus vos pouces.

LE + EXTASE

Restez à l'écoute de votre partenaire, cette zone très sensible protège les organes génitaux et la vitalité sexuelle… Ce qui ne gâte rien. La stimuler soulagera également vos maux de ventre et autres lourdeurs. Ultra-précieux, donc…

LIBÉRATION SENSUELLE

Visualisez vos pressions le long du sacrum, puis comme un mont de Vénus en triangle. La pointe est dirigée vers le haut du sacrum. Rappelons que le mont de Vénus est au plaisir ce que le ballon de Guebwiller est à l'Alsace : un point culminant.

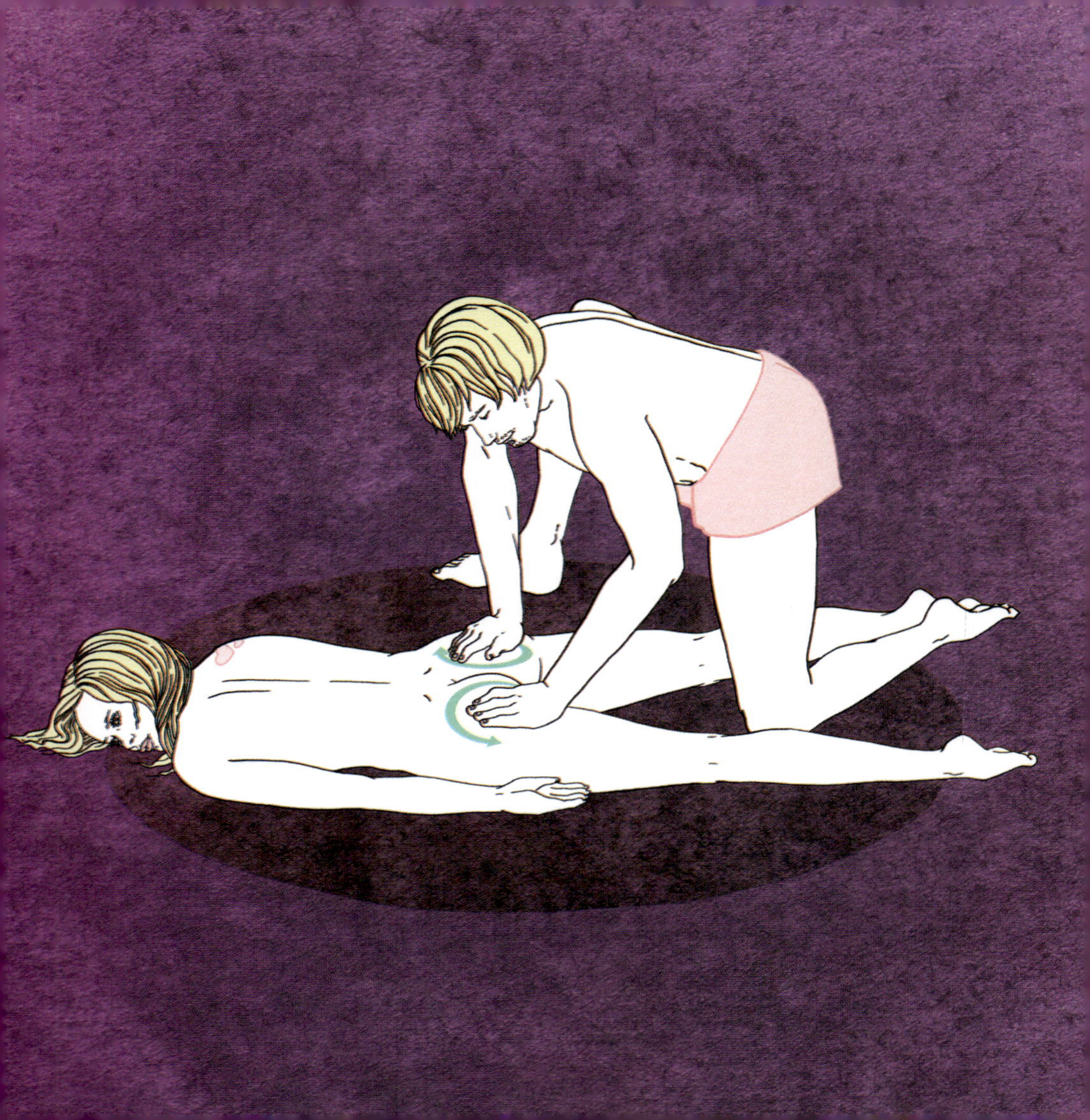

Les cercles de la volupté

L'ART DU TOUCHER

Pour changer de position, portez le poids de votre corps sur vos mains situées sur le sacrum. Lentement, contournez votre partenaire et venez à cheval un genou à terre entre ses jambes, l'autre en fente à l'extérieur des jambes. Vos mains ont tourné et se placent au centre des fesses. De larges rotations plus ou moins rapides et profondes s'effectuent de l'intérieur vers l'extérieur. Vous cherchez à malaxer le muscle fessier.

LE + EXTASE

Avec la détente du muscle fessier, les hanches se libèrent. La zone du bas du dos accueille l'énergie qui s'écoule doucement dans le bassin. Et un bassin plein d'énergie est un un vaccin contre l'ennui, surtout la nuit !

LIBÉRATION SENSUELLE

C'est un scandale : les fesses sont trop souvent délaissées, il ne tient qu'à vous d'y remédier.

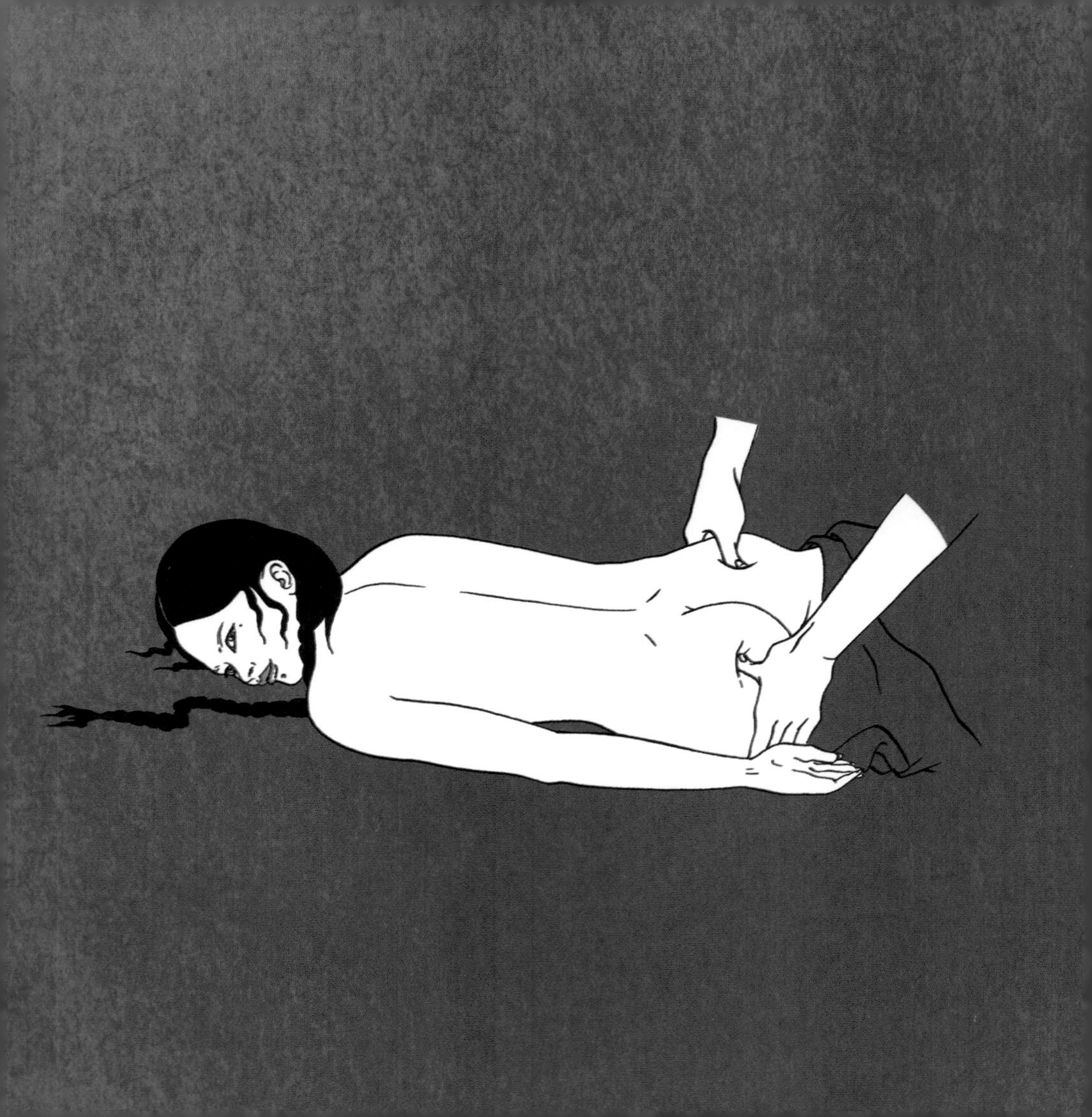

La petite poussette

L'ART DU TOUCHER

Restez dans la même position. Après une légère déstabilisation, vos pouces explorent le centre du fessier à la recherche d'un point essentiel pour le relâchement total de la zone sacro-iliaque. Restez en appui quelques secondes puis relâchez plusieurs fois de suite.

LE + EXTASE

Les Orientaux portent une attention particulière à la morphopsychologie… et les fesses parlent ! Chez la femme, lorsqu'elles sont dodues, elles sont la promesse d'une épouse forte et saine. Mais vive la fesse tombante : plus basse est la fesse, plus haute est l'impulsion sexuelle.

LIBÉRATION SENSUELLE

Le point VB 30 situé au centre de la fesse est fortement conseillé en cas de sciatique. Ne l'oubliez surtout pas si vous voulez libérer vos hanches de leur stress. Salsa endiablée assurée.

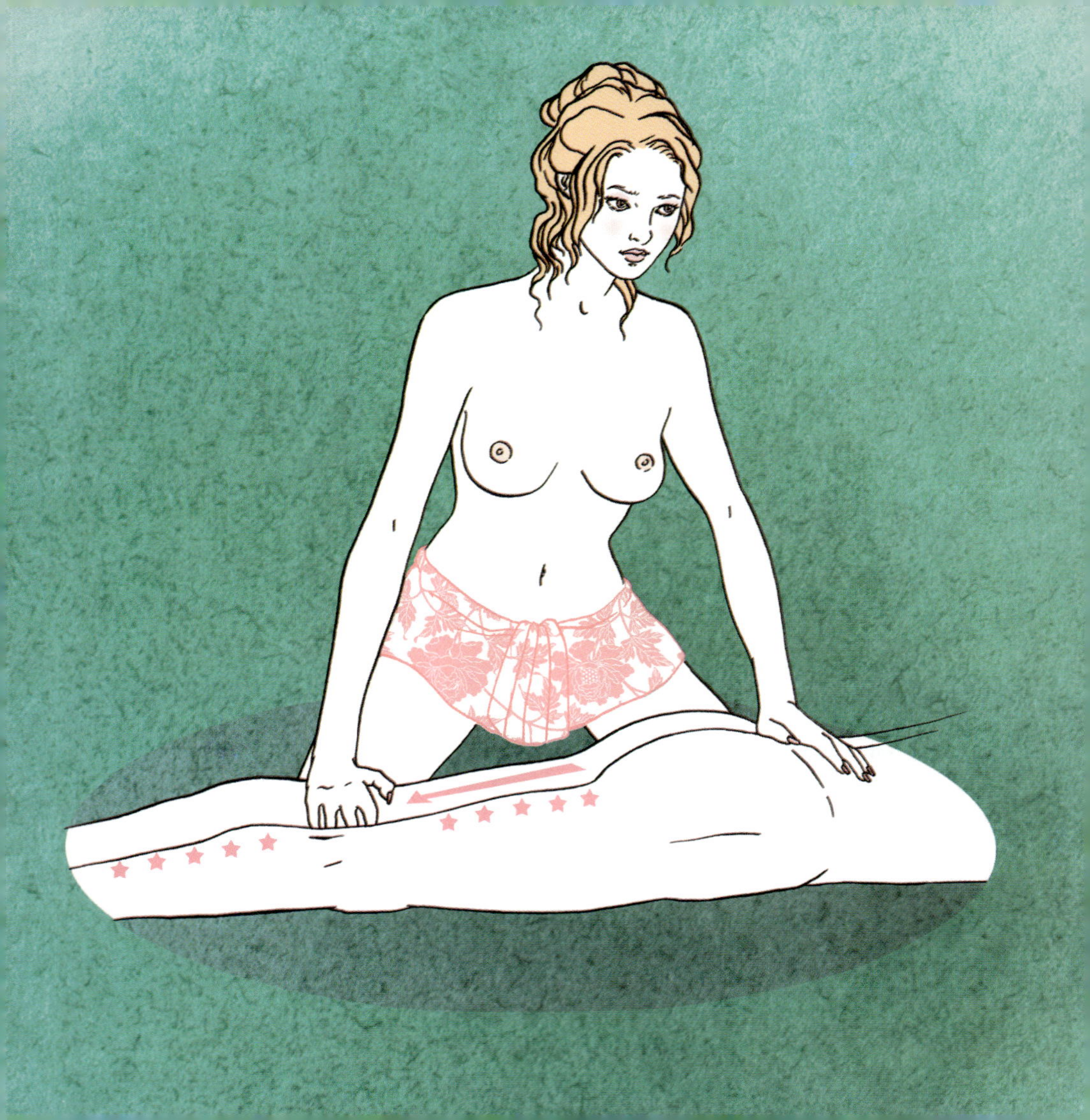

De la Terre à la Lune

L'ART DU TOUCHER

Déplacez votre genou positionné à l'intérieur des jambes vers l'extérieur. À présent, vous êtes sur vos deux genoux face aux jambes de votre partenaire. Une main posée sur le sacrum statique, l'autre se déplace le long de la jambe sur un axe central grâce à des pressions avec les paumes. Au niveau du creux poplité, la douceur s'impose. Deux ou trois passages soulageront chaque jambe.

LE + EXTASE

L'énergie Yang se véhicule vers le bas pour aller rejoindre l'énergie Yin et favoriser ainsi la circulation énergétique. Les pressions sur les mollets encouragent une meilleure élimination des toxines, votre corps se régénère.

LIBÉRATION SENSUELLE

Le point situé au centre du creux poplité aide à la santé des cheveux et aussi spécialement pour les hommes à la vitalité sexuelle… Idéal donc pour les hommes un peu mous du genou.

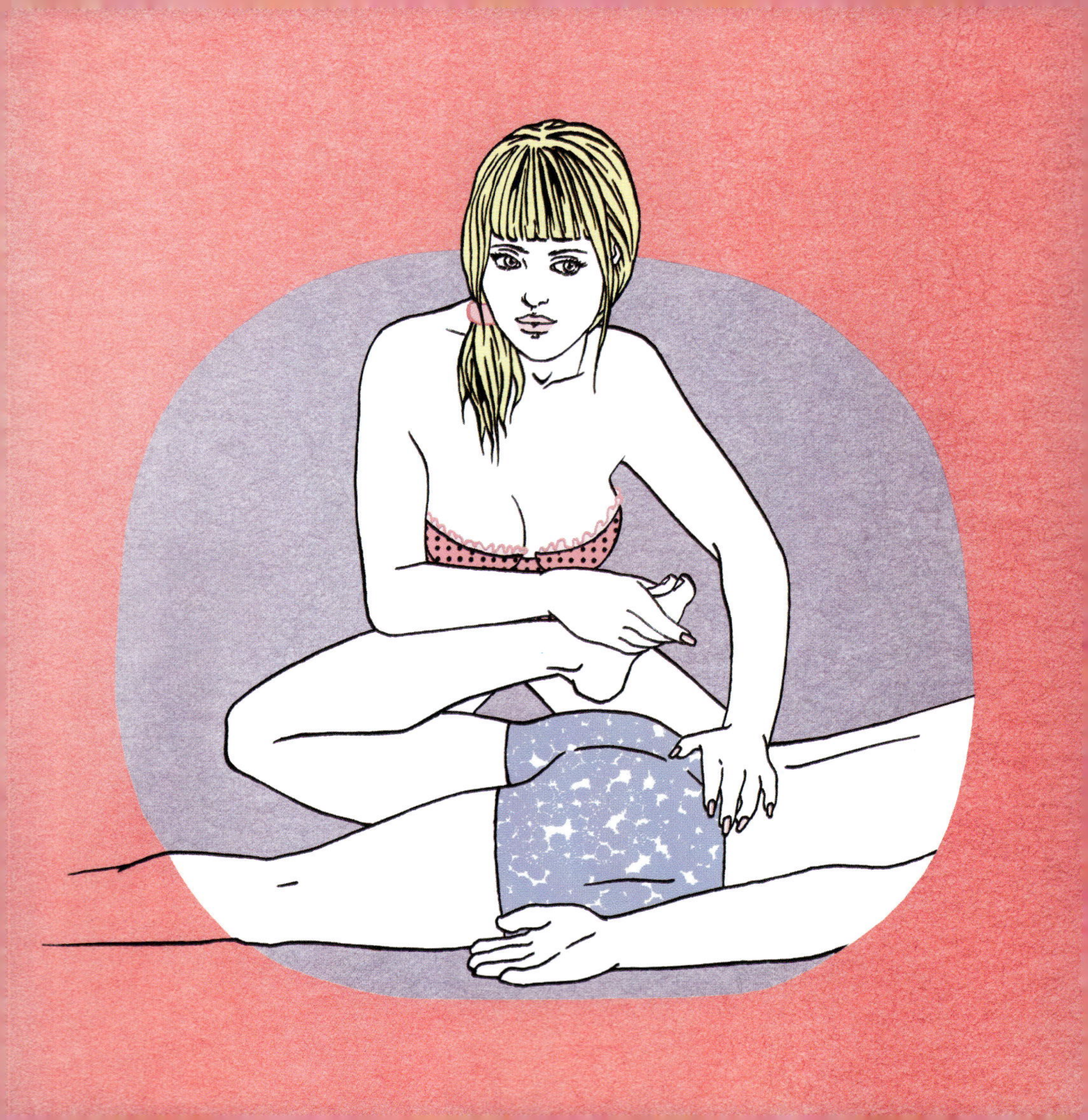

Par-dessus la jambe

L'ART DU TOUCHER

Toujours en position Seiza, attrapez le pied de votre partenaire – avant de prendre le vôtre – et rapprochez-le en veillant à ce que la jambe soit bien dans l'axe du corps vers la fesse. Gardez bien l'autre main positionnée sur le sacrum, elle effectuera en même temps une poussée vers les pieds. Cela évite au bas du dos de cambrer. Le pied se rapproche suffisamment de la fesse pour étirer le devant de la cuisse. Repositionnez le pied au-dessus du genou après chaque étirement. Recommencez deux ou trois fois.

LE + EXTASE

Cet étirement du devant de la cuisse se prolonge jusque sur la face entière du corps. Le contact, si vous êtes souple, du pied frôlant la fesse procure à votre partenaire une sensation de membre allongé. Mais non, pas ce membre-là ! Quoique…

LIBÉRATION SENSUELLE

Déliées, les jambes se renforcent, votre corps oublie la rigidité du bambou et devient liane. Chez votre partenaire, c'est l'inverse.

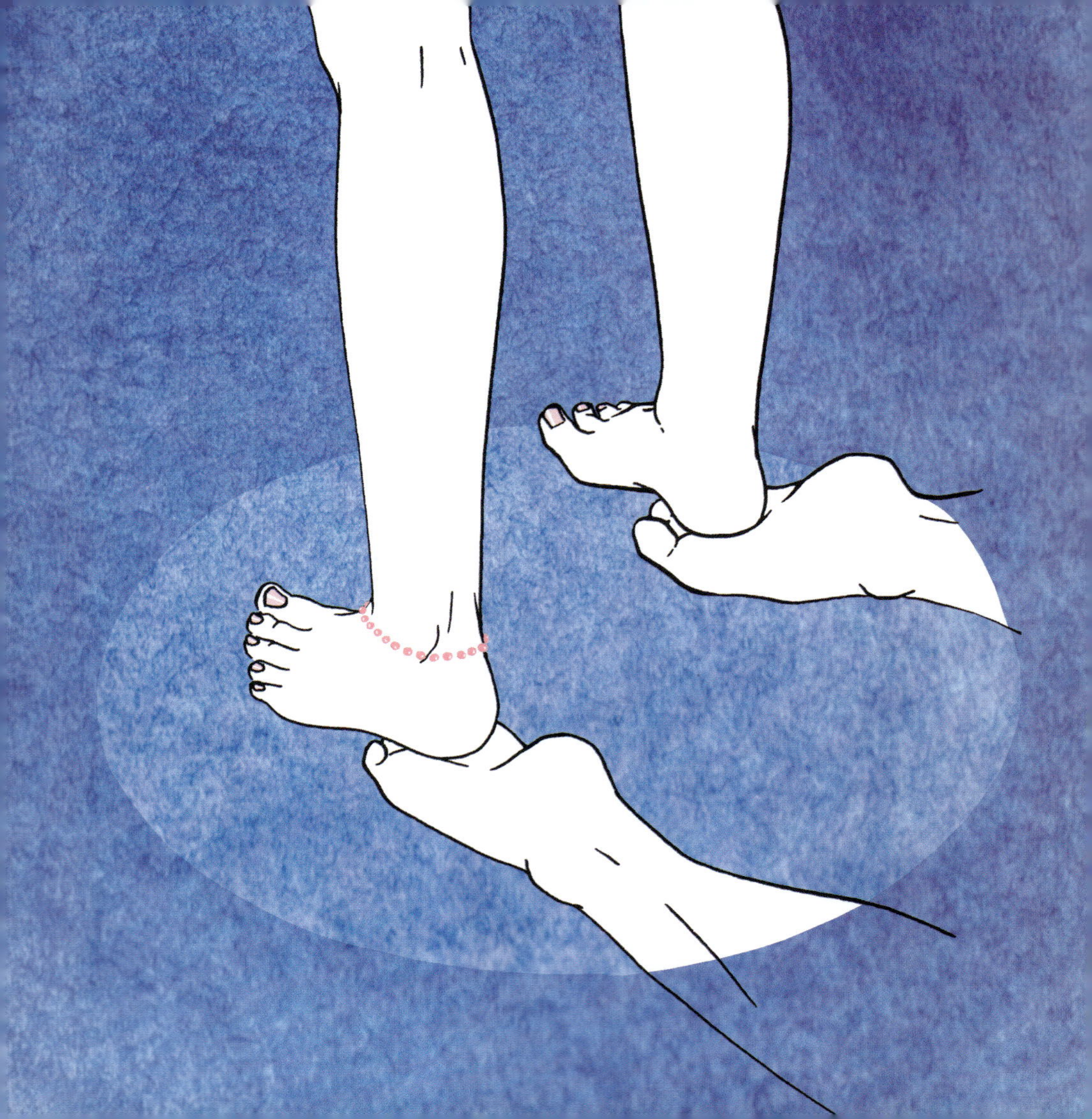

Pieds à pieds

L'ART DU TOUCHER

Comme d'autres régions du corps (oreille, langue, main), les pieds possèdent une cartographie propre, en liaison avec tous les organes et les fonctions de l'organisme. Nous la redécouvrons en Occident par le biais de la réflexologie. Commencez par une posture debout. Placez-vous dos à votre partenaire et utilisez vos pieds pour exercer plusieurs pressions sur la plante des siens. Un sentiment de bien-être général se dégage de ces membres.

LE + EXTASE

Lorsque vous « marchez » ainsi sur votre partenaire, vous en apprenez davantage sur lui que s'il se dévoilait par ses mots. Le pied ne ment jamais.

LIBÉRATION SENSUELLE

Vous serez étonnée de constater comme l'on passe vite du pied à pied au corps à corps.

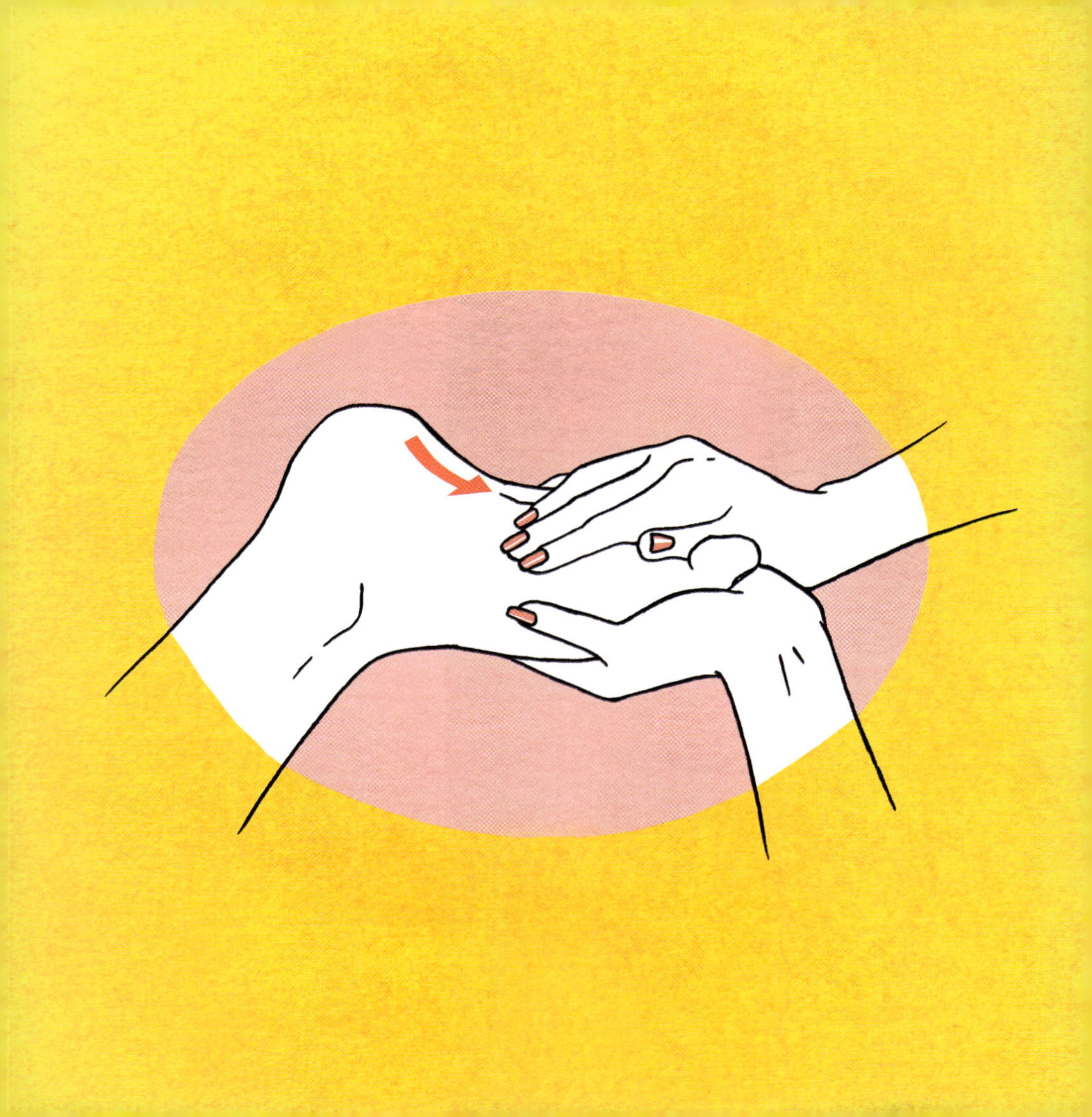

Sur un piédestal

L'ART DU TOUCHER

Revenez en position Seiza, sur les genoux. Vous pouvez utiliser une huile végétale mélangée à des huiles essentielles choisies suivant l'effet voulu. Quelques gouttes de nectar suffiront. Chauffez le mélange dans vos mains puis appliquez sur tout le pied. Ne perdez pas de vue les formes de ce pied chéri qui vous renseignera sur l'état de votre partenaire. N'hésitez pas à prendre ce pied en totalité pour qu'il prenne totalement son pied.

LE + EXTASE

Des effleurages, du talon à la pointe des doigts de pied, facilitent l'élimination de toutes les tensions du corps. Les pieds comme les mains sont des entrées et des sorties énergétiques. Ne vous privez pas d'apporter un soin particulier aux doigts de pied, partie extrême du corps humain.

LIBÉRATION SENSUELLE

Attention ! Le massage de petons peut conduire au fétichisme du pied. Avec le pied, c'est toujours l'escalade.

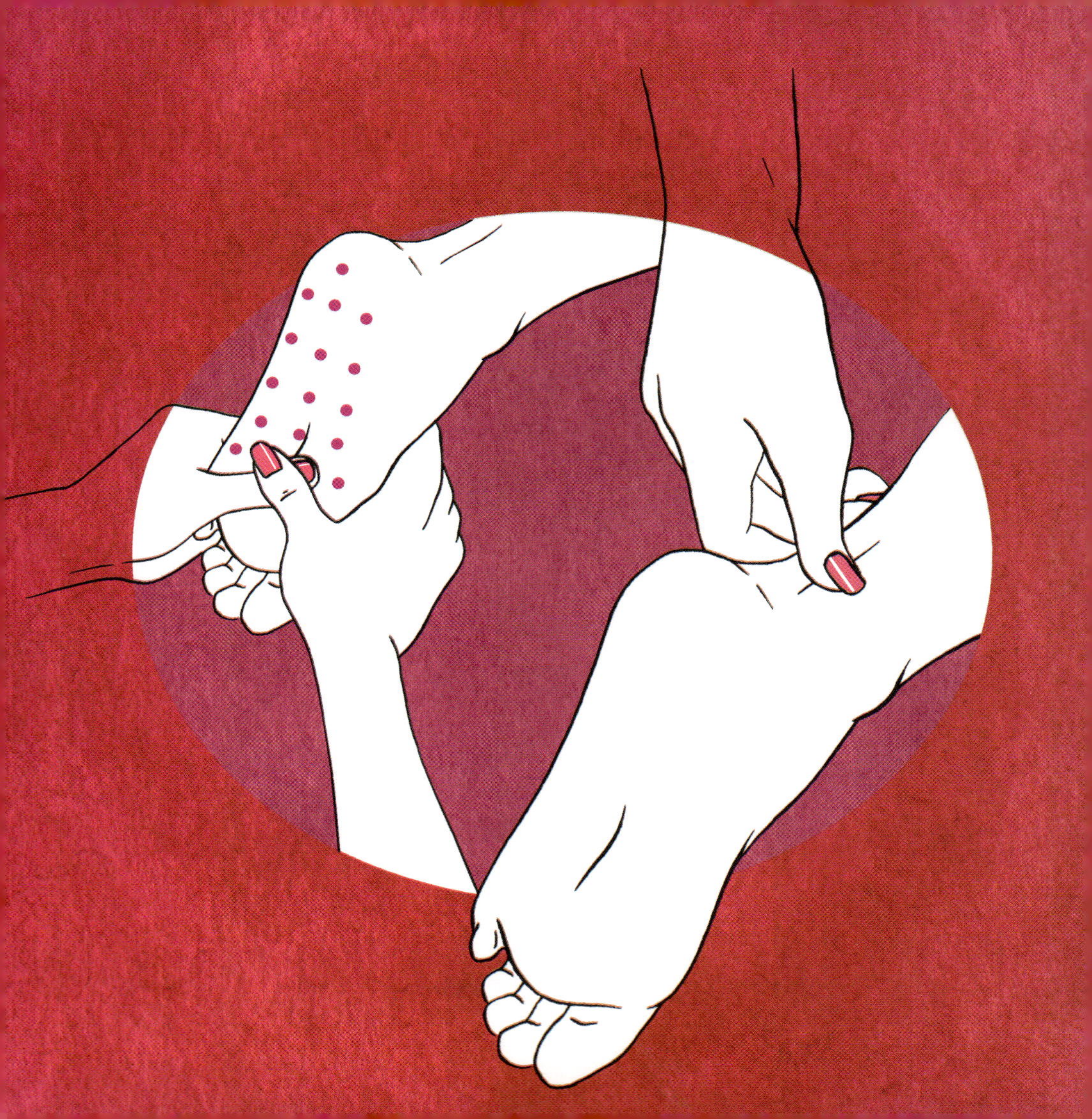

Le jardin des plantes

L'ART DU TOUCHER

Dans la même position, vous allez lui offrir des pressions avec vos pouces superposés. D'abord sur toute la surface du talon puis de haut en bas, sur une ligne médiane et de chaque côté. Les pressions vont crescendo, le temps de deux ou trois passages. Restez ferme pour une action optimale – mais sans faire hurler le pauvre chou, bien sûr.

LE + EXTASE

Pressions profondes, détente profonde. C'est le summum de la relaxation au niveau de tout l'arrière du corps. L'énergie est attirée vers les pieds, le corps se refroidit légèrement et la tête est en goguette.

LIBÉRATION SENSUELLE

Le pincement vigoureux du tendon d'Achille permet une stimulation des glandes sexuelles. Ne vous privez pas de pincer… juste pour le plaisir !

Les huiles ensorcelantes

Chez les taoïstes, le massage érotique chinois est déjà plus que millénaire, il est l'un des jeux les plus érotiques et excitants. Il s'intéresse de près aux méridiens énergétiques ainsi qu'au système nerveux central. Cette auguste thérapie classique mise entre les mains d'un être aimé peut merveilleusement accroître la chimie du désir. Le contact intime des mains et du corps est une forme de communication directe, cela permet un échange peau contre peau de la force vitale et de l'énergie sexuelle.

L'utilisation d'huiles végétales mélangées à des huiles essentielles favorise un état de relaxation, de tonification, aphrodisiaque, etc., selon les vertus choisies. Il est fondamental d'utiliser des huiles essentielles où figure l'indication HEBBD (Huiles essentielles botaniquement et biochimiquement définies), ce qui vous assure de leur nature exacte. Pour l'huile végétale qui vous sert de base, préférez une huile bio.

N'utilisez jamais les huiles essentielles par voie orale et n'augmentez pas d'une goutte la dose indiquée, cela peut s'avérer dangereux.

Vous trouverez en page suivante deux recettes pour augmenter tout à fait naturellement votre libido.

Vous pouvez dès à présent initier une collection d'huiles essentielles sur le thème récurent « Aphrodite, quand tu me tiens ».

À noter : les huiles essentielles de Bois de rose, Jasmin, Néroli, Patchouli, Rose, Santal, Sauge sclarée, Vétiver, et la star, l'Ylang-ylang.

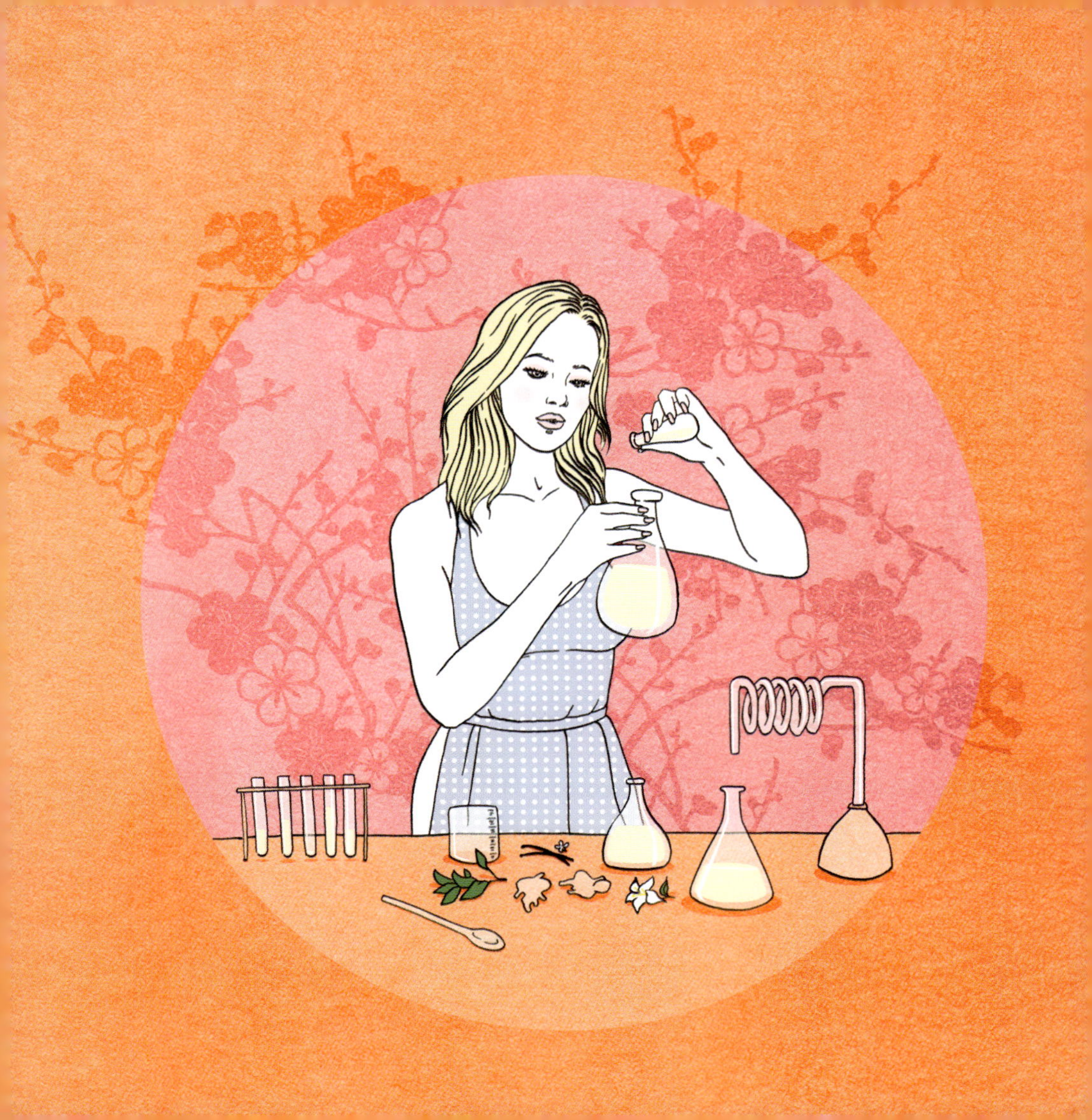

2 philtres…

RECETTE POUR LUI

- 20 gouttes d'huile végétale de sésame
- 10 gouttes d'huile essentielle de cannelle de Chine
- 20 gouttes d'huile essentielle de gingembre
- 20 gouttes d'huile essentielle de menthe poivrée
- 20 gouttes d'huile essentielle de bois de Siam

4 à 6 gouttes du mélange à déposer délicatement dans le bas de la colonne vertébrale et sur la partie dorsale basse propulsera le plus doux des agneaux dans un état proche du bestial.

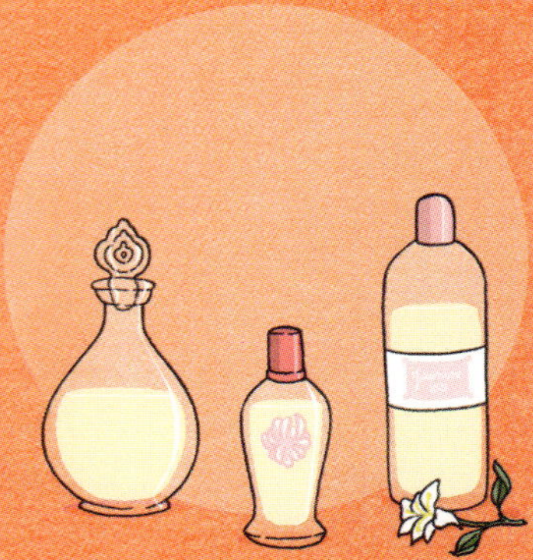

...d'amour

RECETTE POUR ELLE

- 4 cuillères à soupe d'huile d'amande
- 20 gouttes d'huiles essentielles de santal
- 20 gouttes d'huiles essentielles de cèdre
- 15 gouttes d'huiles essentielles de sauge sclarée
- 10 gouttes d'huiles essentielles de bois de rose.

Mélangez et agitez vigoureusement, laissez reposer 4 jours pour une synergie optimale. Chauffez vos mains avant toute application, vous pouvez utiliser le philtre d'amour sans plus attendre en massage mais aussi en déposant quelques gouttes de cet élixir dans votre bain.

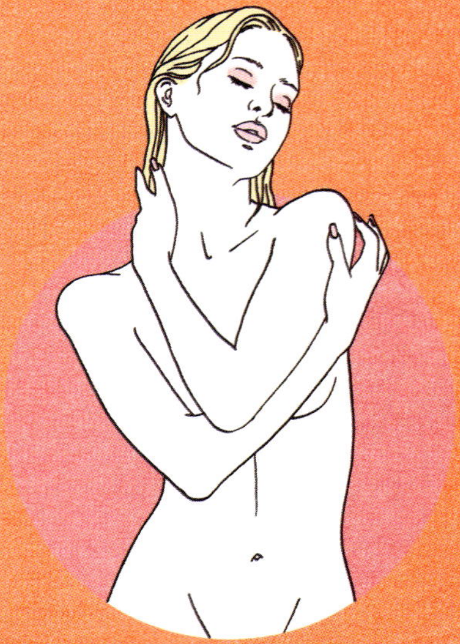

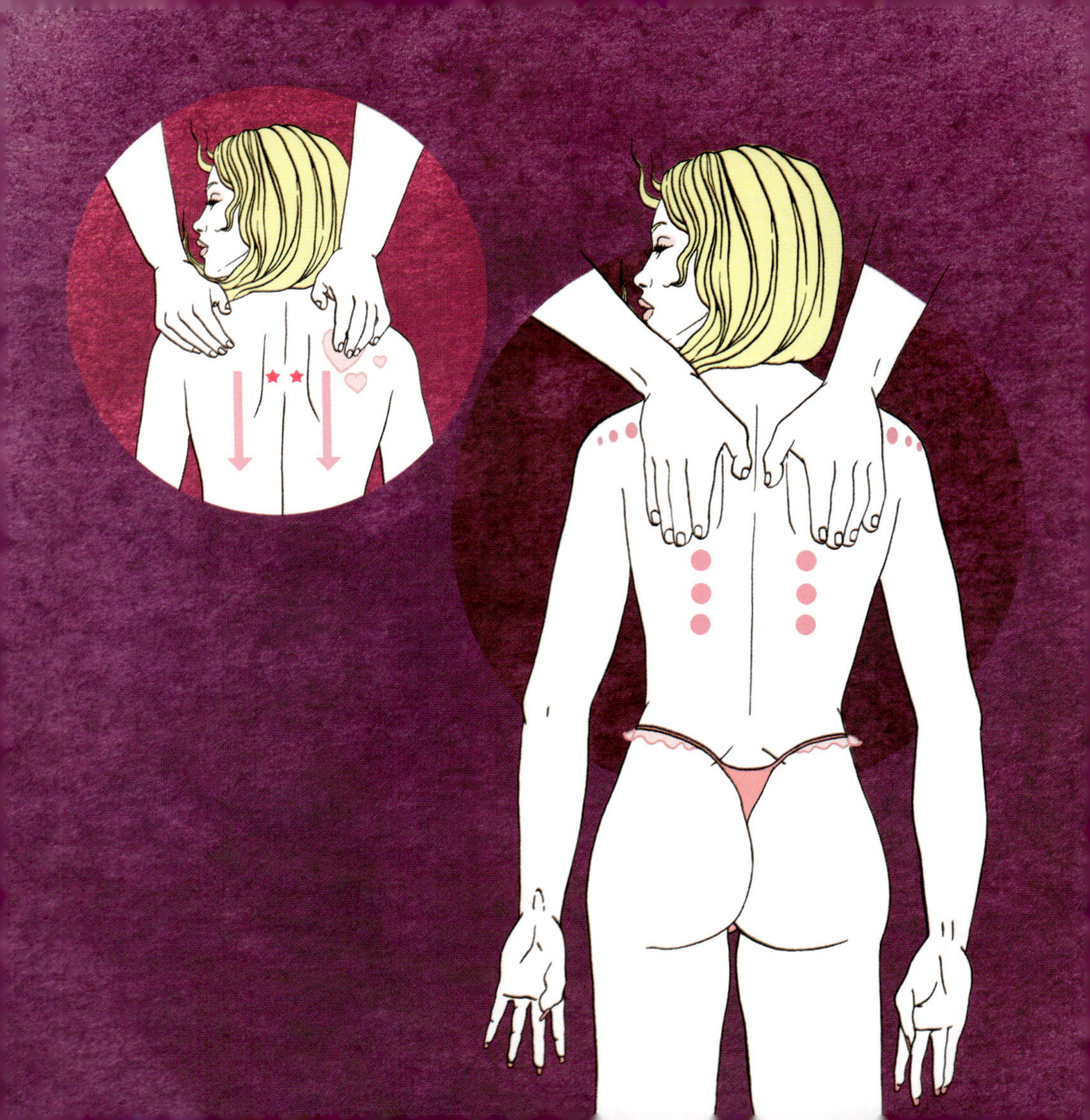

La chatte sur un toit brûlant

L'ART DU TOUCHER

Remontez vers le haut du corps en « marchant » sur lui avec vos mains et vos genoux. Prenez appui sur des surfaces accueillantes, évitez les os saillants ou les articulations.
En Seiza à la tête de votre partenaire (enlevez le coussin et faites tourner la tête d'un côté), vous empaumez les épaules pour des poussées alternées vers les pieds. Imprimez des pressions avec les paumes sur le haut du dos en direction des pieds. Déplacez vos paumes vers la pointe des épaules puis vers le milieu du dos.

LE + EXTASE

Les poussées alternées peuvent se transformer en ondulations qui se transmettent à tout le corps. Vous bercez votre partenaire et le stress s'envole.

LIBÉRATION SENSUELLE

Le point situé de chaque côté de la colonne au milieu des omoplates s'avère très efficace contre les oppressions, en opposition avec le plexus, il agit également sur l'ouverture de votre cœur. À cœur ouvert rien d'impossible.

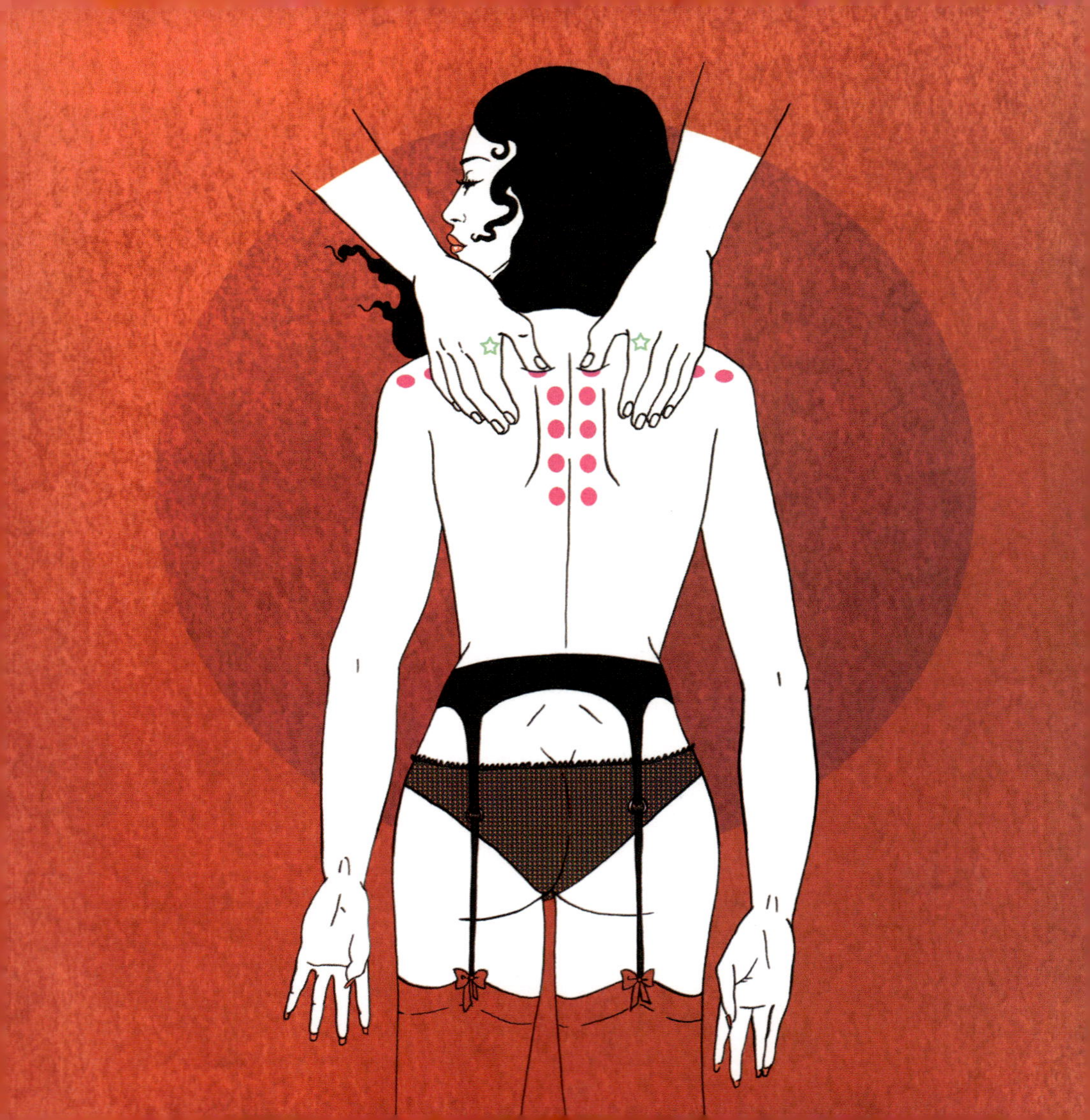

Le papillon sur l'épaule

L'ART DU TOUCHER

Même position, vos pouces sont en haut du dos de chaque côté de la colonne. Les pressions, grâce au poids de votre corps qui va et vient, se déplacent vers la pointe des épaules. Deux ou trois passages. De la même façon, le long de la colonne jusqu'au milieu du dos, répétez sur un autre axe entre les omoplates et la colonne vertébrale.

LE + EXTASE

Une douleur volcanique peut se révéler quand vous êtes sur la zone où se situe le point VB 21. C'est normal : le haut du dos, les trapèzes, la naissance du cou sont des nids à tensions. Il faut détendre cette région avec beaucoup de précaution sous peine de déclencher des hurlements qui risquent de casser l'ambiance.

LIBÉRATION SENSUELLE

Le point VB 21 (sur la crête de l'épaule) va permettre d'éliminer les charges émotionnelles et physiques accumulées. Pressez-le plusieurs fois de suite, plus ou moins longtemps en réfrénant vos pulsions sadiques.

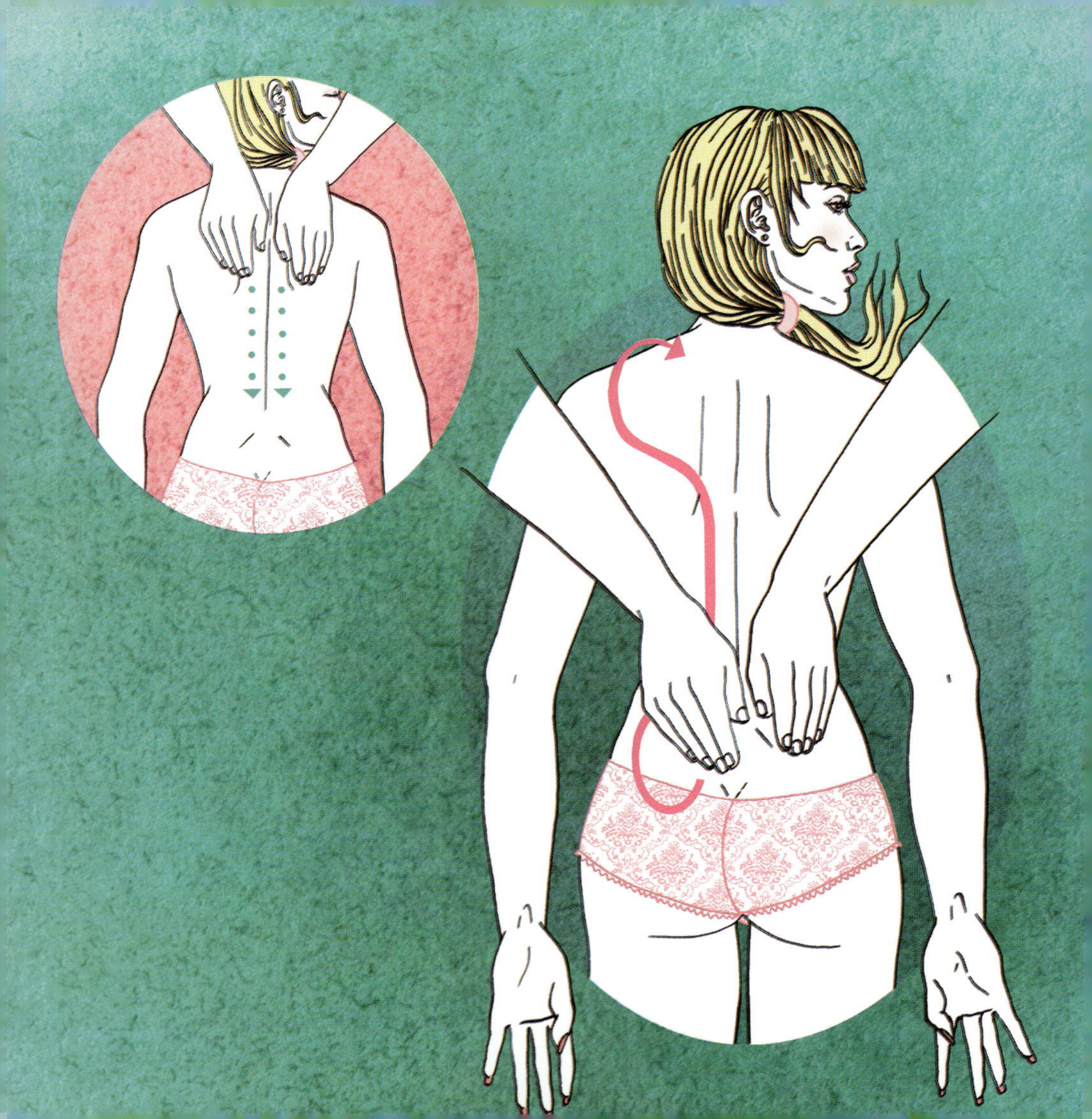

Mélodie en sous-sol

L'ART DU TOUCHER

Pour parachever la relaxation du dos, pratiquez des « essuyages » sur toute la surface du dos. Vos mains glissent lentement une à une le long du dos pour commencer les effleurages du bas vers le haut en enveloppant les épaules. Recommencez plusieurs fois, plus ou moins vite selon que vous voulez tonifier ou apaiser.

LE + EXTASE

Ne croyez pas ce geste anodin. Il permet de réunir, si vous l'étendez à tout le corps, les différentes parties touchées. Votre partenaire ressent le flux et le reflux de sa vitalité couler dans sa chair.

LIBÉRATION SENSUELLE

S'il a la peau lisse aux fesses, n'hésitez pas à le gendarmer gentiment.

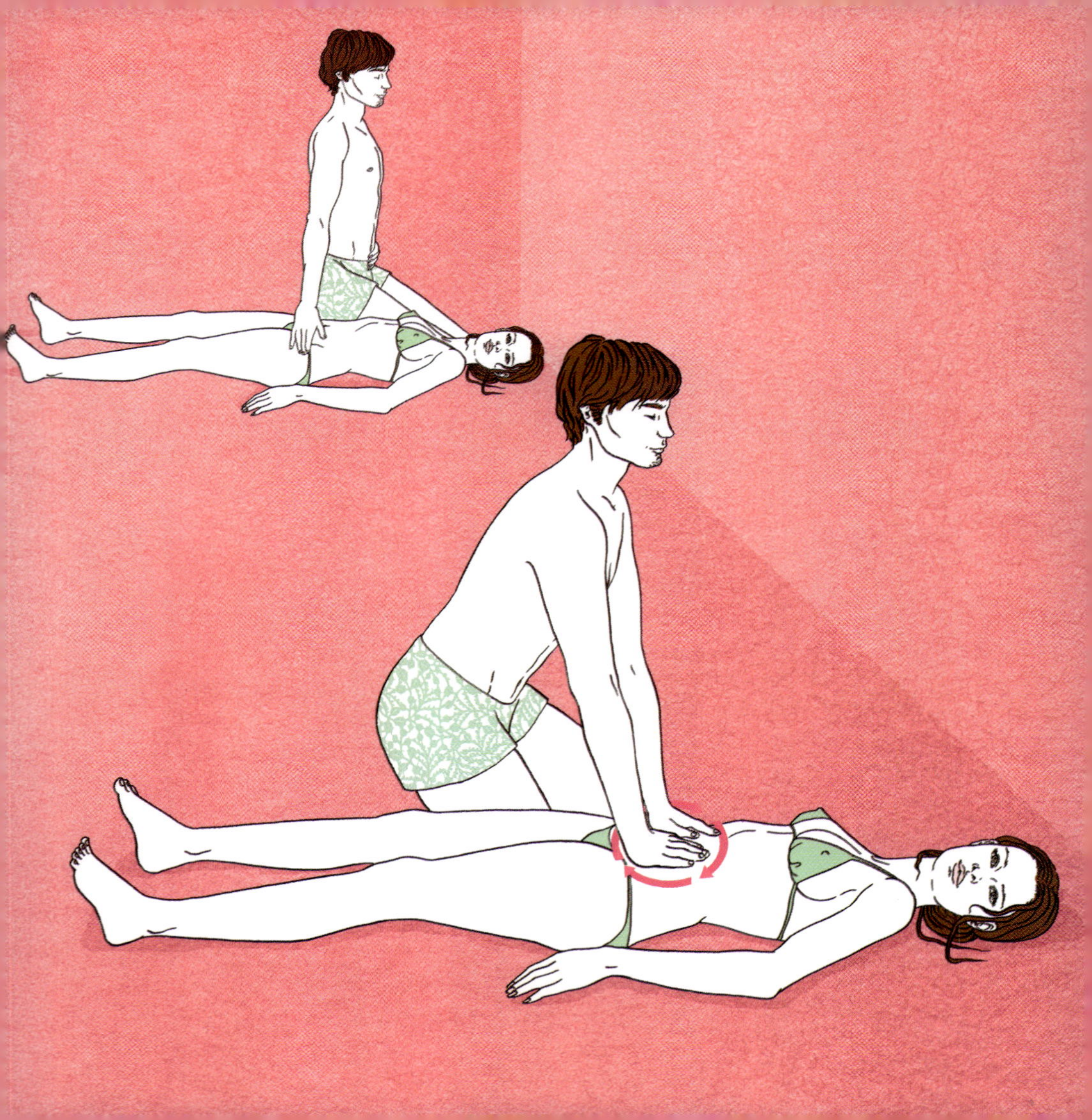

Le nombril du monde

L'ART DU TOUCHER

Demandez à votre partenaire de se retourner lentement sur le dos. Placez-vous à sa droite face à face, votre hara est au même niveau que le sien. La prise de contact se fait, votre main droite sur son hara, la gauche sur le vôtre. Restez quelques minutes, harmonisez vos deux respirations.
Déplacez-vous en position Seiza sans lâcher l'appui de votre main droite, la main gauche la rejoint. Prenez tout l'espace du ventre avec vos paumes. Commencez des rotations dans le sens des aiguilles d'une montre.

LE + EXTASE

Votre corps suit vos mains, vous êtes dans un mouvement rotatif comme un tourbillon. Des blocages sont certainement présents, vous les ressentez à travers des endroits plus durs. Soyez vigilante, accordez vos pressions avec l'expire de votre partenaire.

LIBÉRATION SENSUELLE

Le hara, situé entre le nombril et le pubis, est considéré comme le centre vital de l'être humain. Le point VG 6 est appelé « Océan de l'énergie » : n'hésitez pas à y piquer une petite tête.

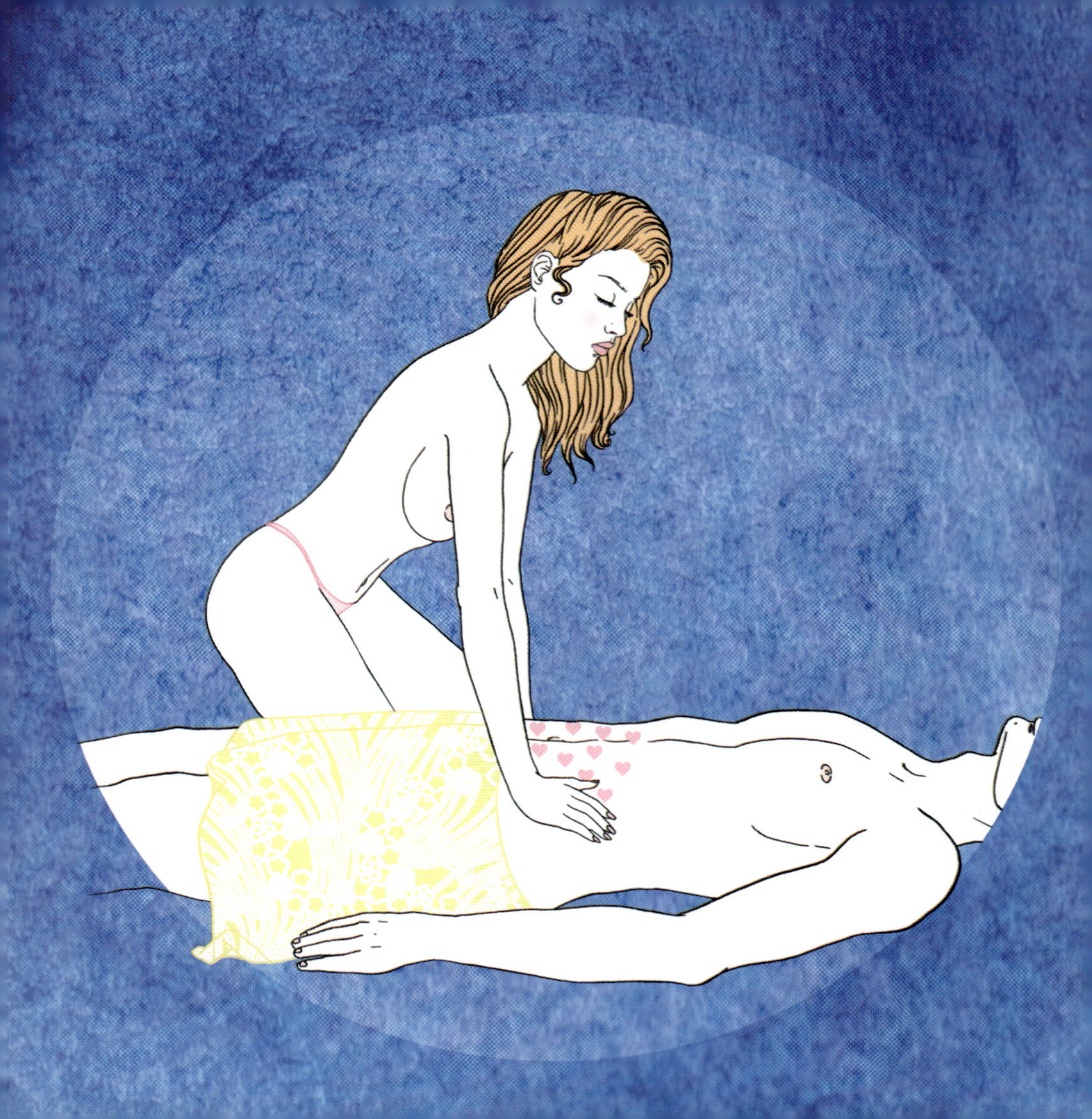

Histoire d'O

L'ART DU TOUCHER

Repositionnez votre corps face à votre partenaire en Seiza. Pressez d'abord avec le talon de votre main droite puis avec le pouce, tout autour du ventre, à chaque expire. L'autre main peut rester en appui soit sur une zone du ventre accueillante (molle), soit sous le dos dans le creux lombaire : vous accueillez ainsi l'énergie qui se diffuse du ventre au dos. Répétez deux ou trois fois en accentuant vos pressions.

LE + EXTASE

Une circulation énergétique s'établit entre vous, votre propre Ki bouillonne dans le bas de votre ventre. Une sensation d'union corporelle prend forme, vous êtes au cœur du volcan, continuez à bien respirer pour alimenter ce plaisir.

LIBÉRATION SENSUELLE

Vous n'êtes plus impuissante face à l'impuissance grâce au point VG 4 (situé à deux doigts en dessous du nombril). Également utilisé pour une tonification générale. À vous les nuits de folie.

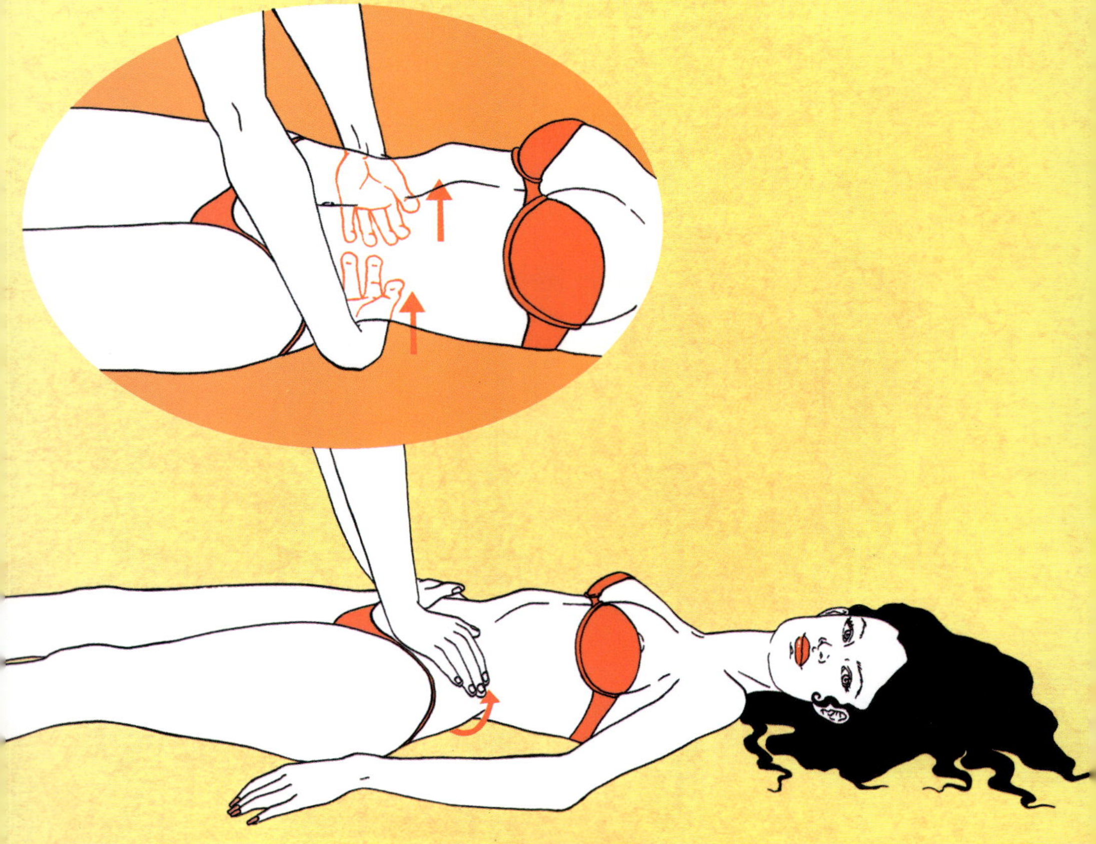

Ô toi, ma charmante

L'ART DU TOUCHER

Votre corps est en position fente sur le côté de votre partenaire. Glissez vos mains de chaque côté au niveau de la taille, les paumes sont tournées vers le ciel et les doigts se touchent. En utilisant la partie charnue des doigts, effectuez des pétrissages verticaux, dos de la main au sol. Les quatre doigts doivent utiliser le principe du levier. Finissez en remontant les deux mains avec une pression suffisante comme pour affiner la taille.

LE + EXTASE

Améliore le fonctionnement des organes digestifs. Détend l'abdomen. Réactive l'énergie du hara. Lutte contre l'impuissance et la frigidité. Le ventre est considéré chez les Orientaux comme le second cerveau – voire le premier chez certains…

LIBÉRATION SENSUELLE

La face avant est considérée comme le présent… vous venez d'activer le berceau sensuel, sexuel de votre alter ego… Les événements devraient se précipiter.

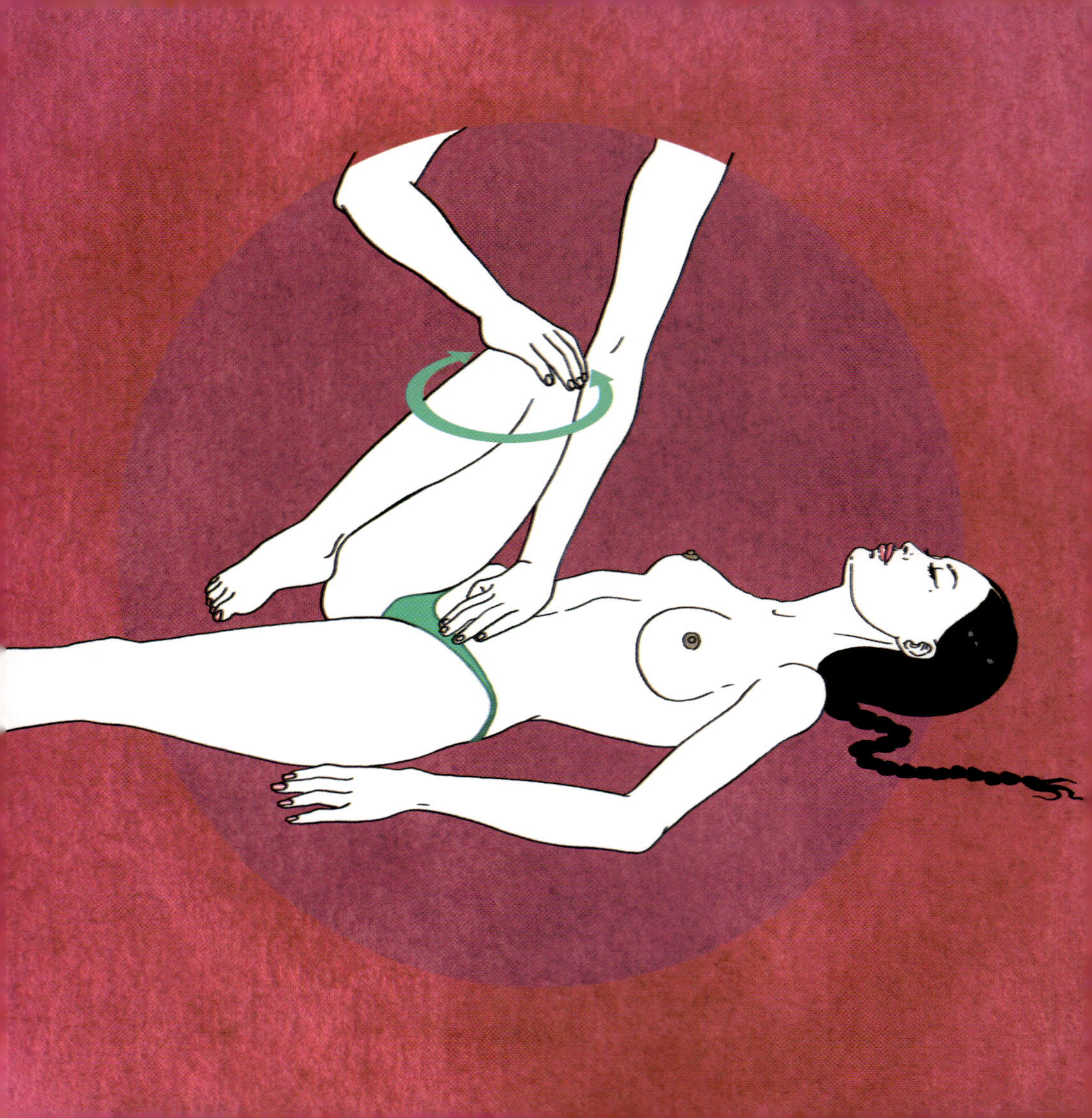

Cercles très privés

L'ART DU TOUCHER

Votre main gauche reste en contact avec le ventre tandis que la main droite va soulever par le dessous du genou la jambe de votre partenaire pour l'amener à la perpendiculaire du corps, en contact avec votre buste. Vous êtes toujours en fente. Votre main droite se pose sur le genou et effectue des rotations de la jambe (aidez-vous de votre buste qui lui aussi bouge en mouvements rotatifs). Élargissez les cercles, changez de rythme, le bassin se délie.

LE + EXTASE

Les rotations se font dans un sens puis dans l'autre. Respectez le degré de souplesse de votre partenaire, un laisser-aller total de sa part favorise la liberté de ce mouvement.

LIBÉRATION SENSUELLE

Qui dit libération du bassin dit souplesse assurée de celui-ci… n'allez pas trop loin dans les déhanchés. Sauf si vous êtes sélectionnée pour un concours de salsa.

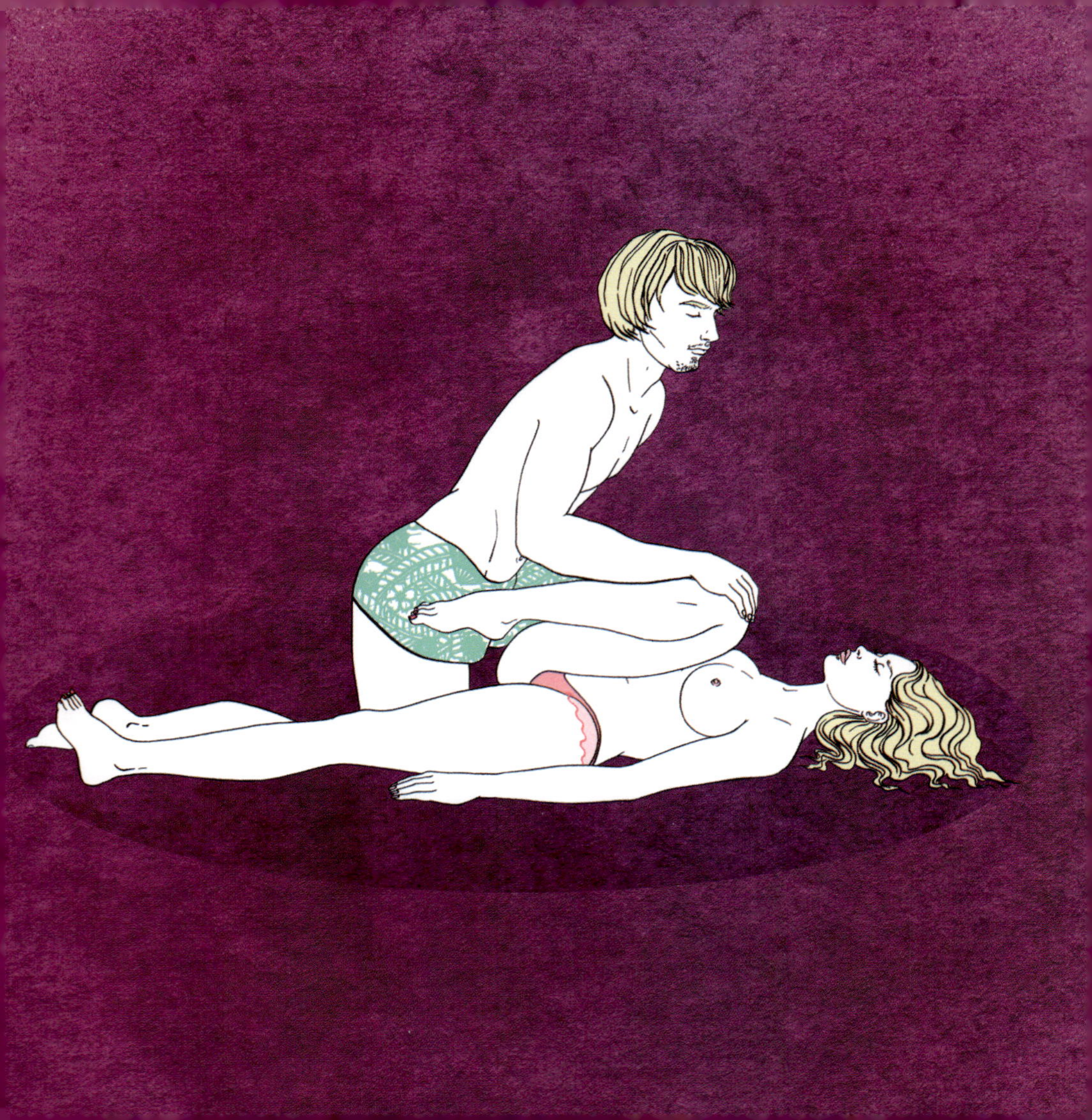

La bataille de la hanche

L'ART DU TOUCHER

Votre corps reste dans la même position. Placez le genou de votre partenaire dans l'axe du corps, effectuez une pression sur celui-ci pour l'amener vers le thorax. C'est avec le poids de votre corps que s'effectue le mouvement. Revenez en position initiale, laissez à votre partenaire le temps d'une grande inspiration et, sur l'expiration, recommencez l'étirement. À explorer plusieurs fois de suite, sans hâte.

LE + EXTASE

Vous explorez la possibilité d'ouverture de ce corps sous vos mains, vous serez surprise de constater la flexibilité acquise après plusieurs respirations. L'étirement se prolonge avec le souffle et sous votre poids.

LIBÉRATION SENSUELLE

Il n'est pas impossible que votre partenaire se rapproche bientôt de ce fameux tunnel sous la hanche.

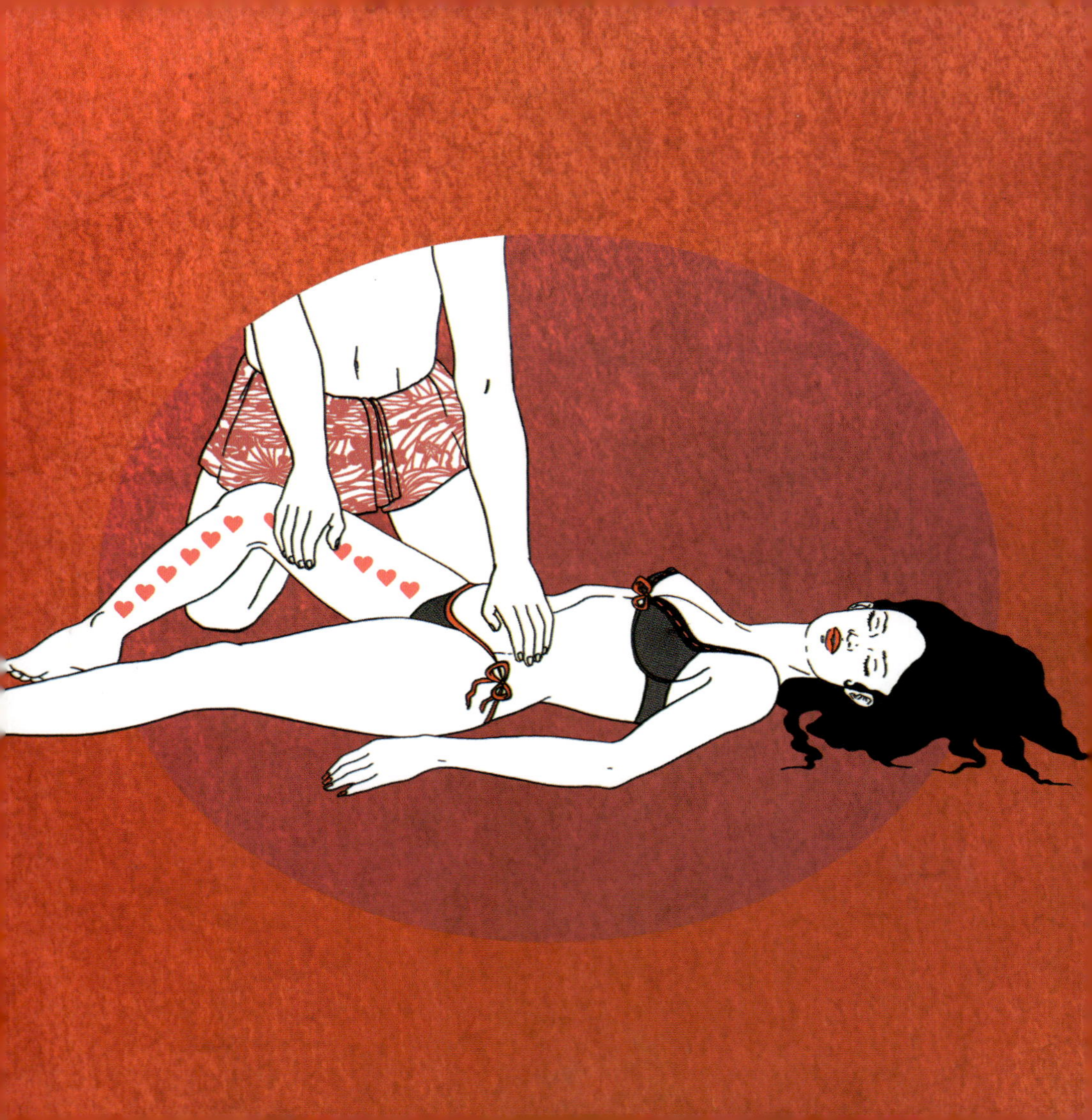

Rencontre intime

L'ART DU TOUCHER

Laissez glisser tranquillement la jambe de votre partenaire sur la vôtre, les peaux font connaissance ! En position Seiza, les fesses relevées, son genou repose sur votre cuisse. Votre main gauche garde le contact avec le hara. Déplacez la paume de la main droite du haut de la cuisse jusqu'aux chevilles en pressions sur l'axe central de la jambe. Deux ou trois passages.

LE + EXTASE

Votre alter ego est en attente de recevoir, il est vulnérable, sa jambe en position pliée et ouverte est une véritable invitation. Essayez d'arriver à l'heure !

LIBÉRATION SENSUELLE

L'amélioration de la circulation sanguine ainsi qu'une régulation des sécrétions hormonales sont indéniables après votre passage. On vous réinvitera sans aucun doute !

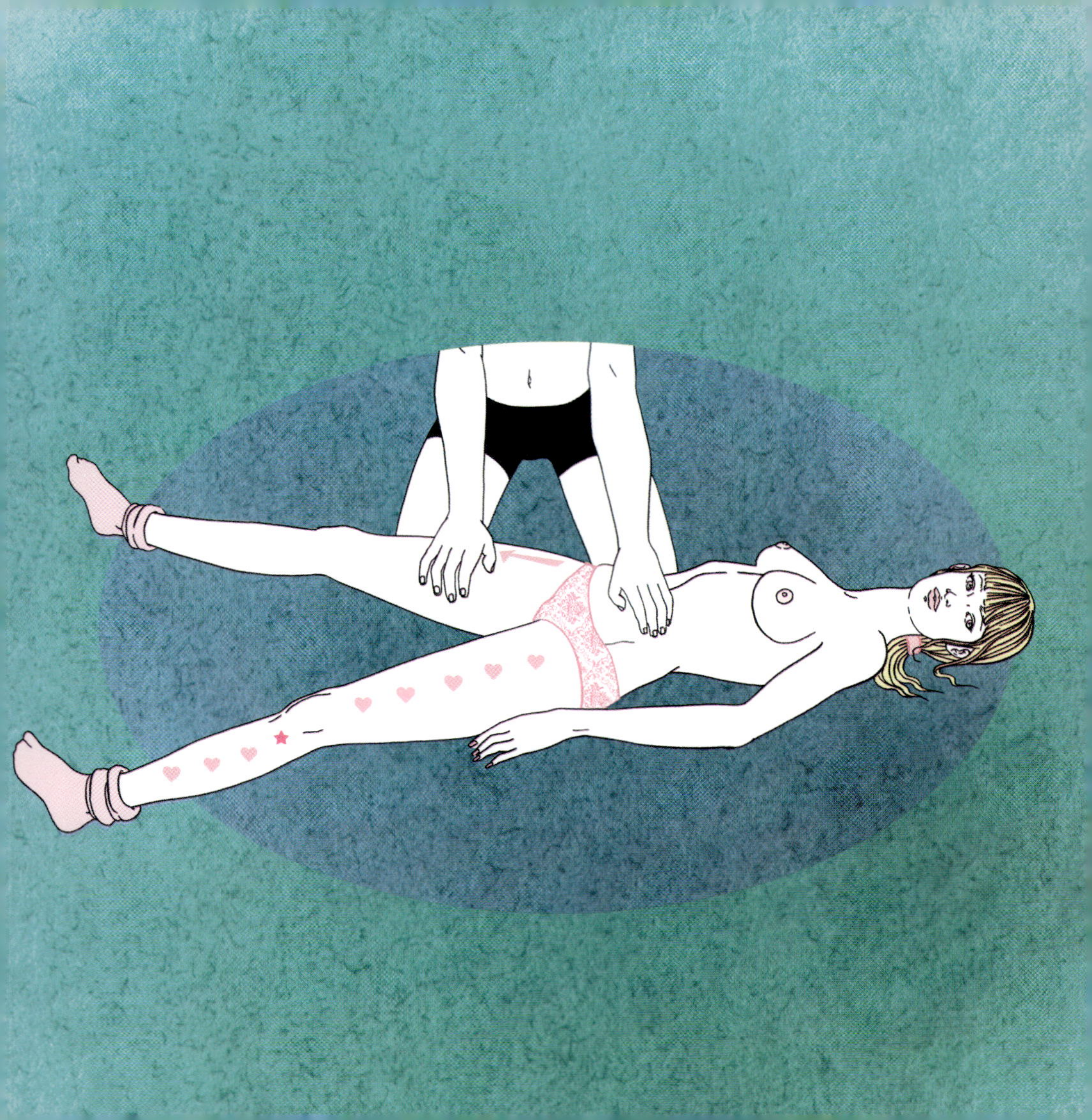

Le fruit défendu

L'ART DU TOUCHER

La jambe glisse encore pour se retrouver au sol, appréciez le contact furtif. Placez un coussin sous les genoux pour un confort optimal. Votre main gauche n'a pas quitté le hara tandis que votre main droite voyage du haut de la jambe, en pressions des paumes sur le devant de la cuisse, jusqu'aux chevilles. C'est la partie externe du dessous du genou aux chevilles qui est travaillée.

LE + EXTASE

Vous emmenez l'énergie vers les pieds, ce qui permet de vider complètement le mental et d'atténuer la réceptivité au stress.

LIBÉRATION SENSUELLE

Le point E 36 agit dans tous les cas de vide d'énergie. Il a aussi un rôle important par rapport au psychisme en redonnant du tonus aux personnes un peu déprimées. Il est réputé pour augmenter l'espérance de vie (et non l'espérance de vit).

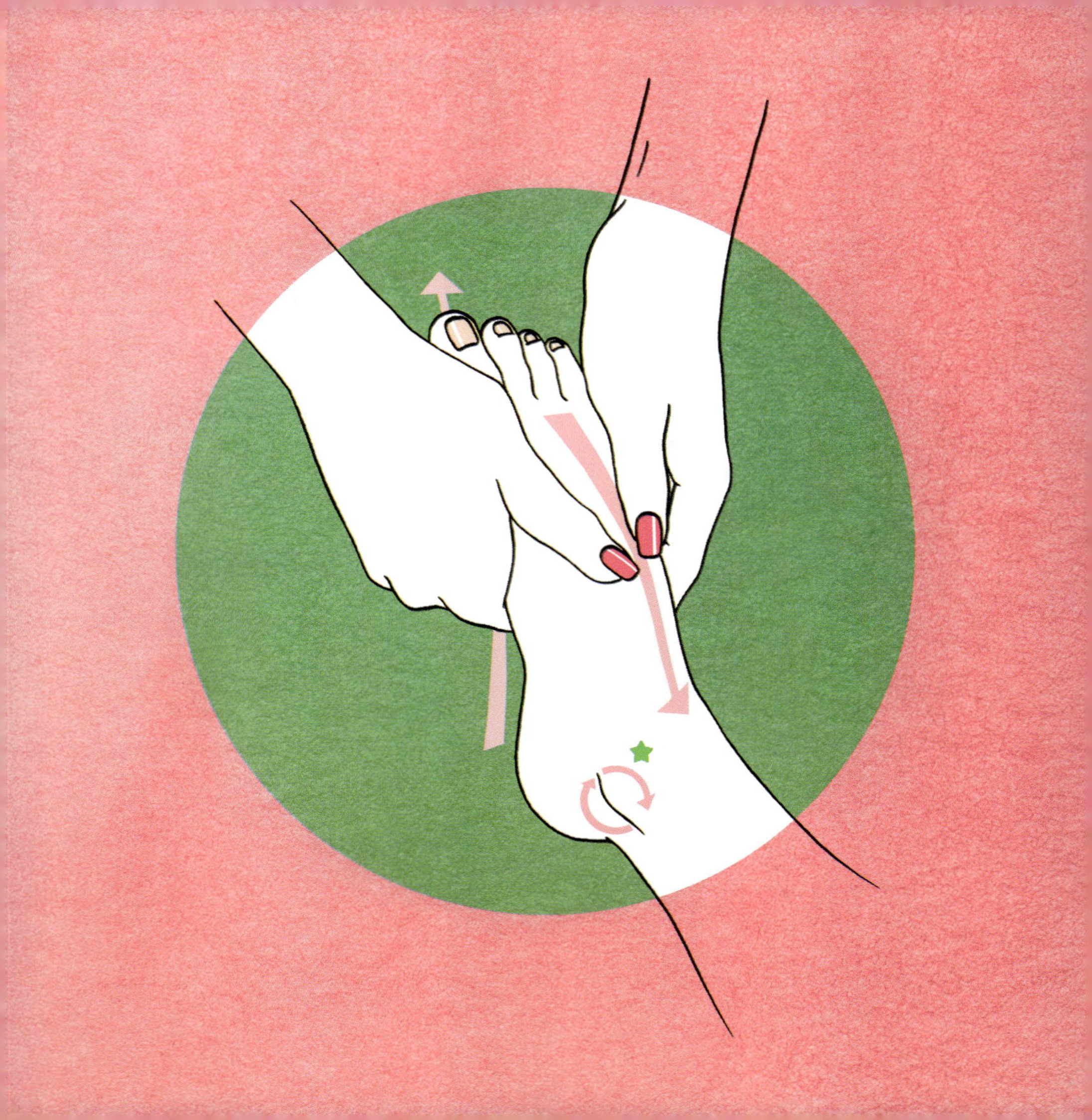

Au pied du murmure

L'ART DU TOUCHER

Venez vous agenouiller aux pieds de l'être chéri. De l'huile préalablement chauffée est nécessaire pour une meilleure détente. Vous pouvez utiliser un mélange d'huiles végétales et d'huiles essentielles aux propriétés souhaitées… à vous de choisir l'effet désiré !
Après en avoir déposé la quantité nécessaire dans le creux de votre main, répartissez dans vos deux mains et appliquez généreusement sur le dessus et le dessous du pied de votre partenaire. Des mouvements rotatifs, enveloppants, glissés parcourent tout le pied.

LE + EXTASE

Vous pouvez, avec la réflexologie plantaire, détendre une tout autre partie du corps. Pratique, surtout en cas de migraine tenace.

LIBÉRATION SENSUELLE

Prenez soin de stimuler, avec plusieurs glissades alternées de vos pouces, le point F 4 situé en avant de la malléole interne, entre le cou-de-pied et la cheville. Douleurs du bas-ventre et douleurs du pénis disparaîtront.

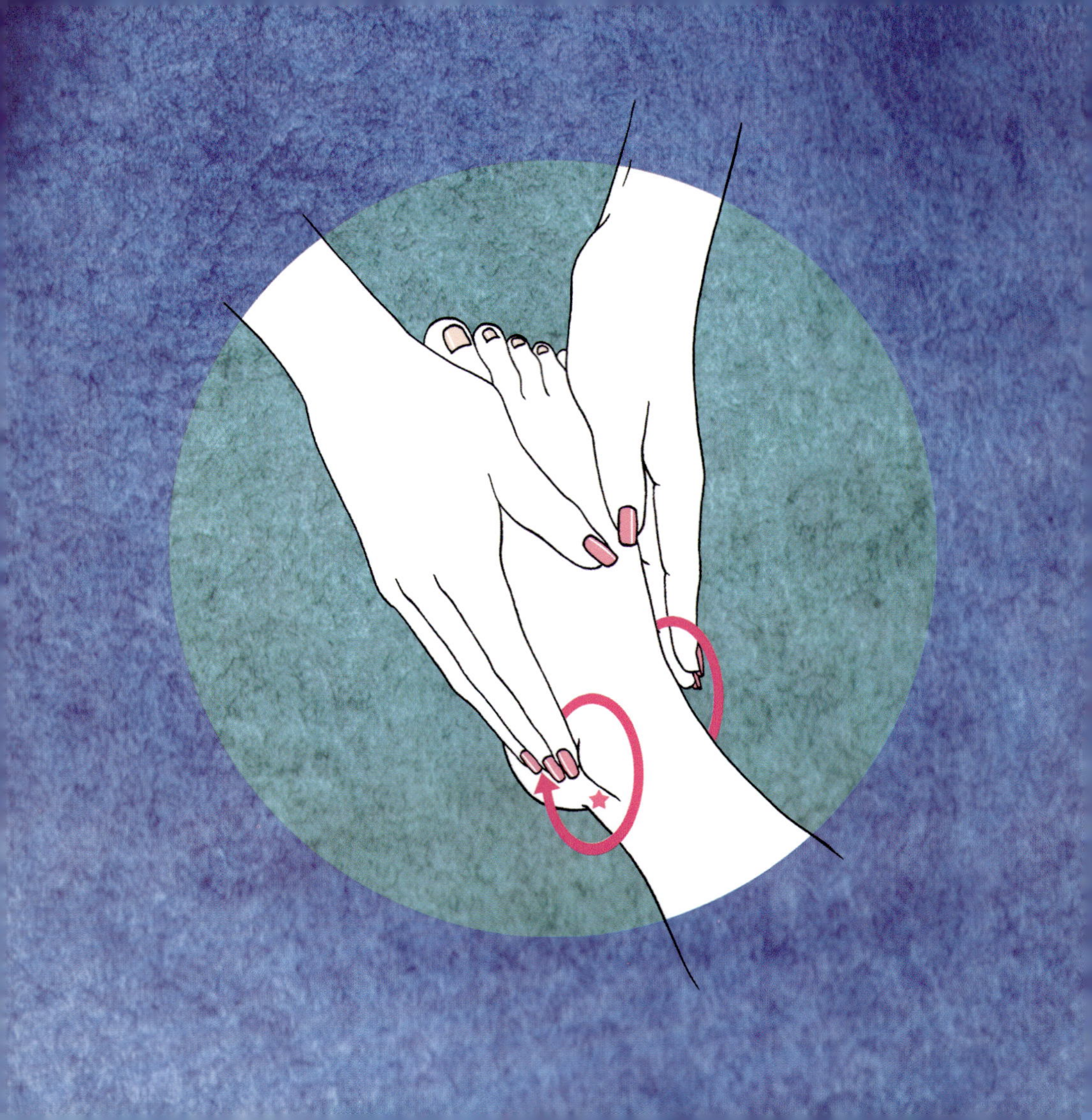

L'Odyssée d'Achille

L'ART DU TOUCHER

Avec vos doigts regroupés, venez tourner autour des malléoles. Commencez avec de petits cercles puis élargissez-les pour monter vers la cheville, atteindre le tendon d'Achille, puis faites rejoindre vos doigts sur le cou-de-pied. Vos doigts glissent en pressions plus ou moins intenses, vous percevez quelques tensions, dissipez-les doucement.

LE + EXTASE

Vous éprouvez peut-être une sensation étrange, une attirance vers cette partie du corps qui jusqu'à présent ne représentait pas grand-chose. Mais rappelez-lui tout de même de ne jamais mettre de baskets sans chaussettes.

LIBÉRATION SENSUELLE

Ce point s'adresse aux hommes. Situé à mi-distance du sommet de la malléole interne et du talon d'Achille, il lutte contre l'impuissance, ce qui est, reconnaissons-le, le talon d'Achille de certains hommes.

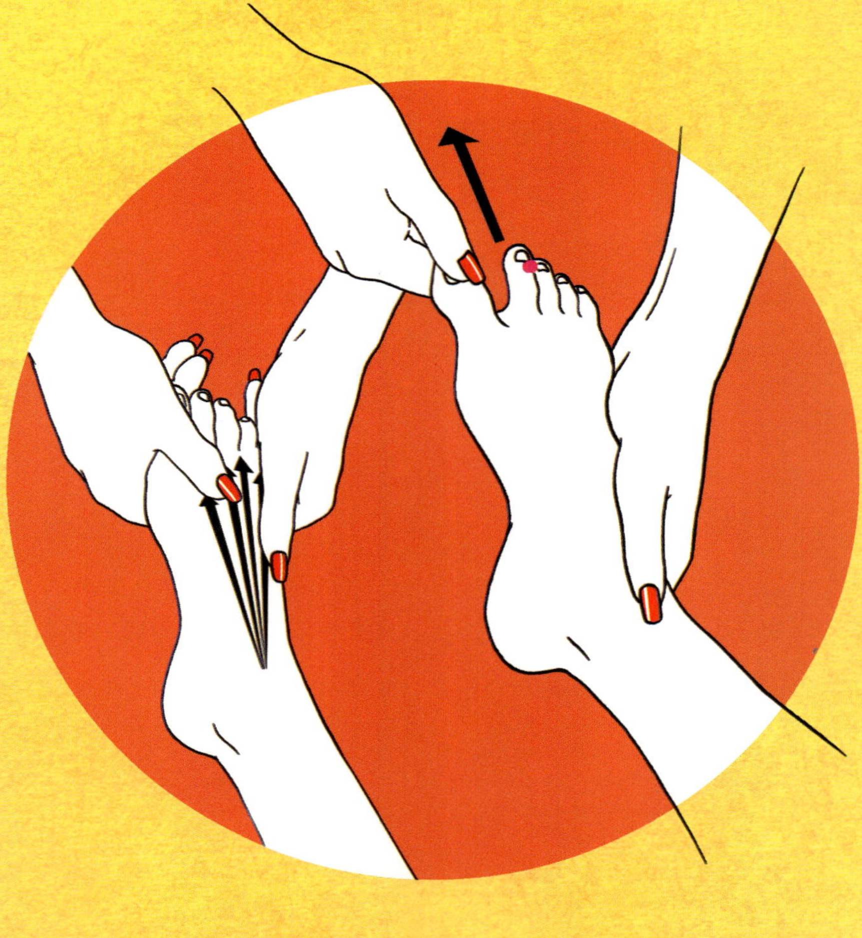

Le pied de Vénus

L'ART DU TOUCHER

Faites glisser la pulpe de vos pouces de la cheville vers les entre-doigts de pied. De façon alternative et plusieurs fois de suite, en imaginant cinq lignes passant entre les métatarses. Finissez en frictionnant et en tirant chaque doigt de pied comme si vous vouliez en faire sortir l'énergie négative.

LE + EXTASE

Tout l'homme est dans son pied. Tout son pied est dans vos mains. Donc, votre homme est entièrement entre vos mains. C.Q.F.D.

LIBÉRATION SENSUELLE

Portez une attention particulière au 2e doigt de pied après le gros orteil. À l'angle externe de l'ongle, le point E 45 vous permet d'apaiser un sommeil troublé de cauchemars… mais pas les ronflements, hélas.

Tantra, quand tu nous tiens

En Occident, le Tantra est souvent réduit et assimilé à des pratiques strictement sexuelles. En réalité, la connaissance de l'ancienne science de Tantra est beaucoup plus étendue et conduit à des expériences beaucoup plus profondes que le plaisir, qui mènent à une harmonie des énergies homme-femme.

Tantra, tantra pas ?

La conscience masculine n'a de pouvoir que grâce à l'énergie féminine active. Ce qui permet d'accéder à un sentiment transcendantal d'amour, à une conscience élevée et à une expérience terrestre de l'union divine et cosmique. C'est un chemin menant à la prise de conscience de ses énergies sexuelles.

Position très X

Mais visitons tout de même une position qui, dans l'optique du Tantra, convient assez bien. C'est une position en opposition, dite en x, horizontale ou inclinée à environ 45°. Cette posture traditionnelle spécifiquement tantrique favorise la circulation des énergies subtiles, avec un contact sexuel correct et une relaxation totale. Les mouvements sont limités, peu amples et contrôlés. C'est souvent la femme qui, dans de lentes oscillations, entretient une érec-

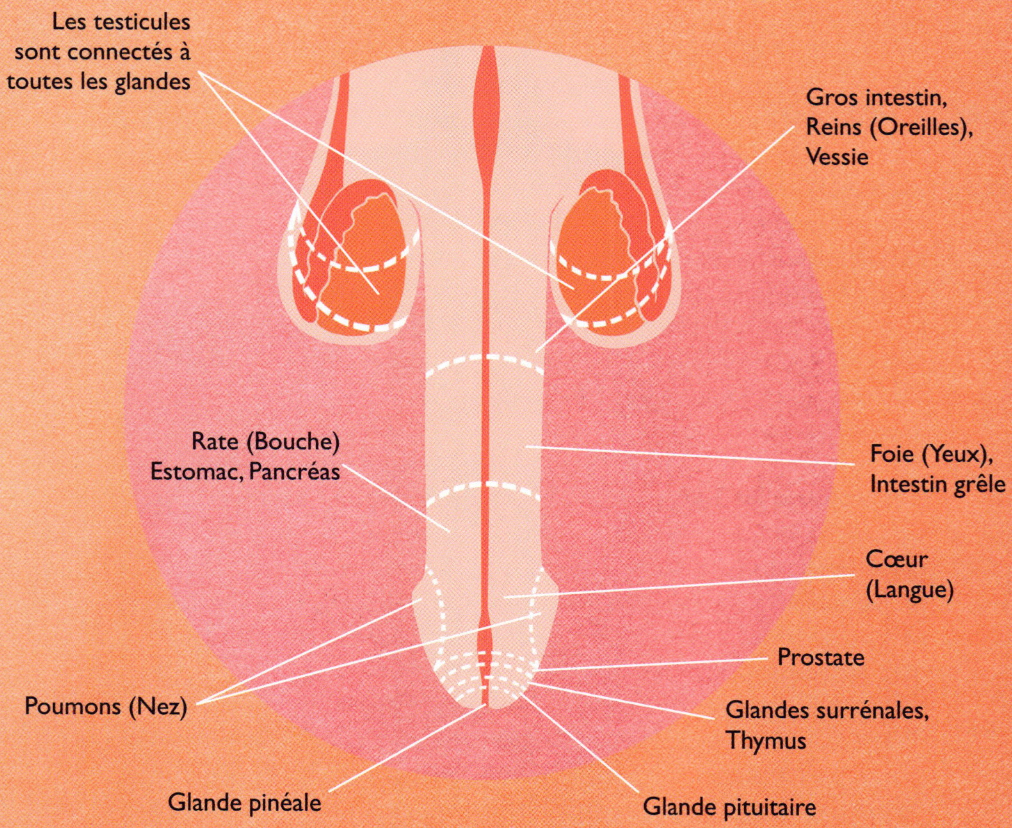
Les testicules sont connectés à toutes les glandes
Gros intestin, Reins (Oreilles), Vessie
Rate (Bouche) Estomac, Pancréas
Foie (Yeux), Intestin grêle
Cœur (Langue)
Prostate
Poumons (Nez)
Glandes surrénales, Thymus
Glande pinéale
Glande pituitaire

tion qui n'est pas nécessairement à son maximum. Le corps de l'homme peut parfois reprendre le contrôle du rythme et de l'amplitude mais, pour l'un comme pour l'autre, le mental reste au vestiaire ! Les corps baignent dans la réceptivité et sont disponibles à toutes les nuances, au niveau génital comme à celui du corps entier. Peut-être ne serez-vous pas totalement satisfaite au début de cette initiation, mais surtout continuez l'exploration de cet univers, il deviendra fascinant.

Les atouts du Tao

Comme le Tantra, l'œuvre du Tao vise à établir des relations harmonieuses et équilibrées et l'on retrouve dans ces deux philosophies des connexions de pratiques sexuelles tout à fait étonnantes. La réflexologie sexuelle en est une.

Tout comme les autres réflexologies (faciale, plantaire, auriculaire, palmaire), la réflexologie sexuelle démontre des correspondances énergétiques entre les zones de l'organe stimulé et le reste du corps. De la sorte, le rapport sexuel devient une forme d'acupression extatique. Les points réflexes les plus puissants sont les organes sexuels. Mais le corps entier alimente les organes sexuels en énergie, et le corps entier est stimulé quand ces organes sont stimulés. Les taoïstes appellent l'union sexuelle « amour curatif », à cause de ses profondes propriétés médicinales.

Circulez !!!

Si nous voulons un corps sain, l'énergie doit circuler partout. Sans circulation correcte d'énergie, le corps génère des tensions et des maladies. C'est comme un étang stagnant ou un jardin desséché, les choses ont tendance à y devenir nocives.

Vous pouvez à votre guise stimuler toute les parties réflexes de l'organe sexuel chéri, sans en oublier une parcelle... Vous seriez la cause d'un déséquilibre corporel, quel dommage ce serait !

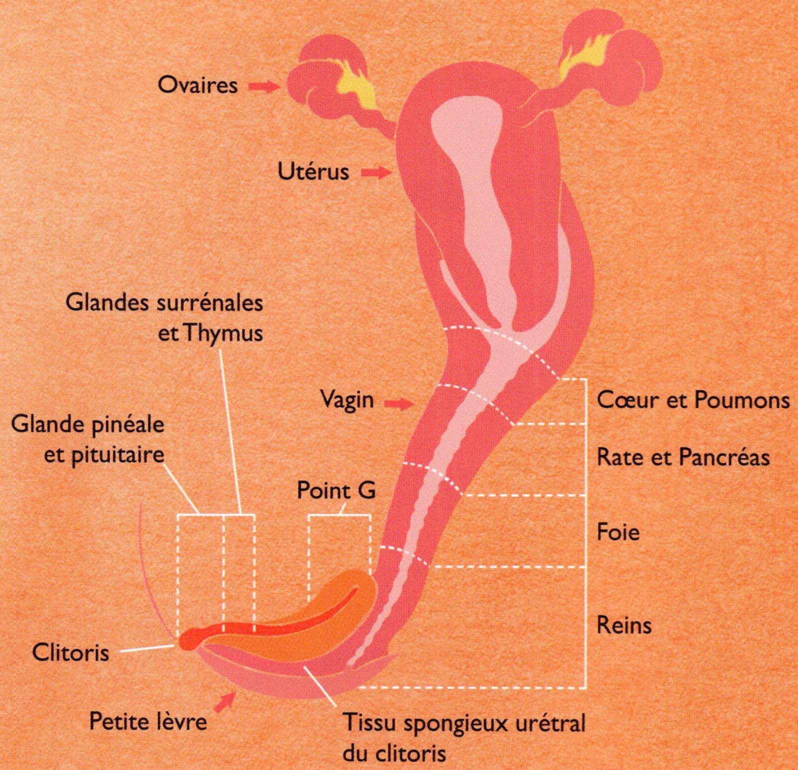
Ovaires
Utérus
Glandes surrénales
et Thymus
Vagin
Cœur et Poumons
Glande pinéale
et pituitaire
Rate et Pancréas
Point G
Foie
Reins
Clitoris
Petite lèvre
Tissu spongieux urétral
du clitoris

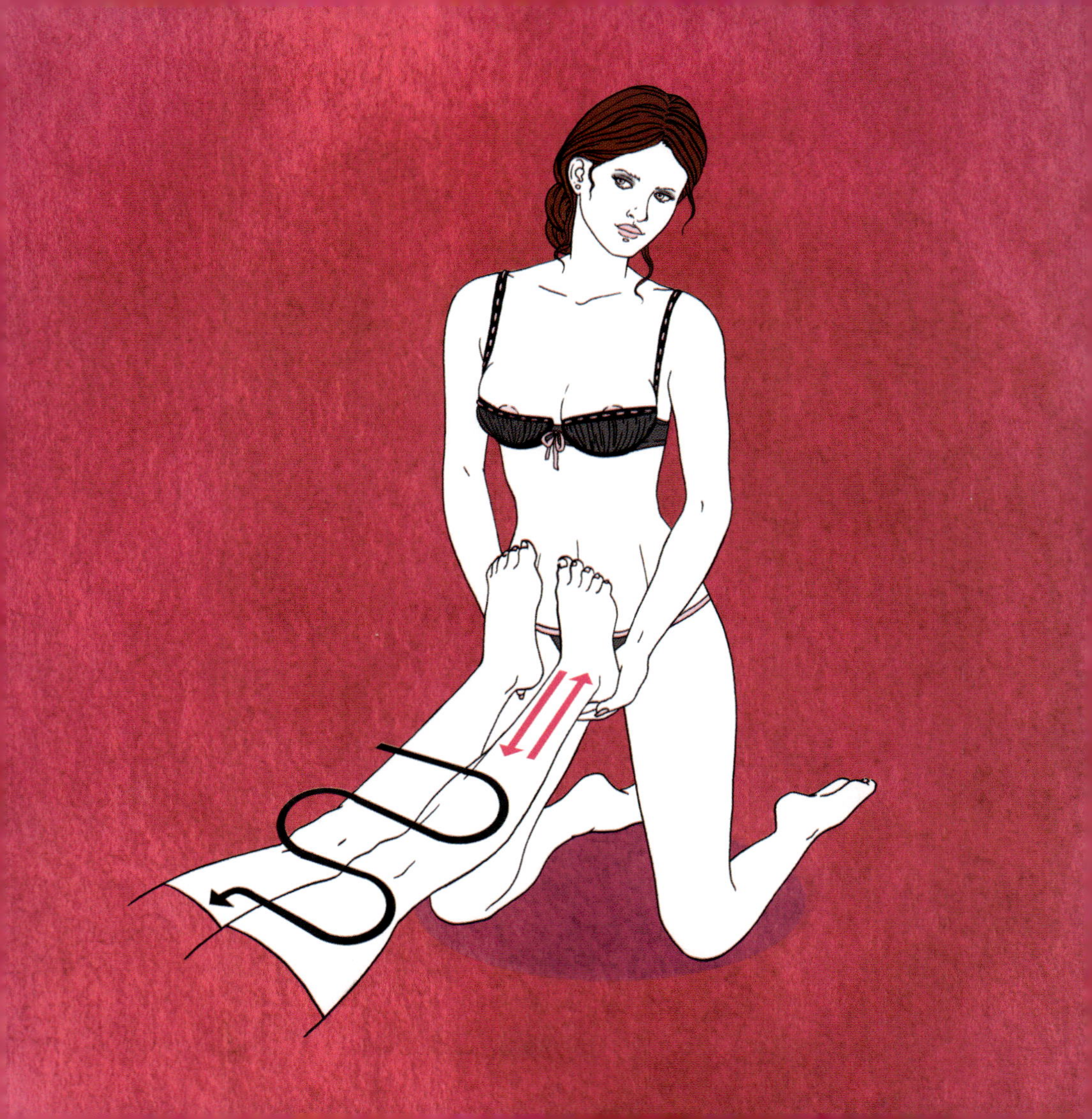

Le petit chariot

L'ART DU TOUCHER

Vous aurez pris soin de l'autre jambe ainsi que du deuxième pied de votre partenaire avant d'effectuer les ondulations. Vous êtes dans l'axe des jambes, attrapez les chevilles par en dessous en soulevant légèrement les jambes, poussez avec vos paumes sur les talons vers le visage. Petites poussées répétitives. Idem en tirant vers vous. Vous imprimez un va-et-vient qui résonne dans tout le corps de votre sujet.

LE + EXTASE

Balancez légèrement ses jambes de gauche à droite et de droite à gauche, là est l'ondulation tant espérée. Mais ne vous attendez pas à ce qu'il danse comme John Travolta après la séance.

LIBÉRATION SENSUELLE

Les oscillations ont une importance fondamentale dans une séance. Elles permettent de répartir l'énergie, d'aider aux déblocages de certaines zones. Comme une vague sans cesse interrompue, elles vont et viennent à travers notre enveloppe charnelle.

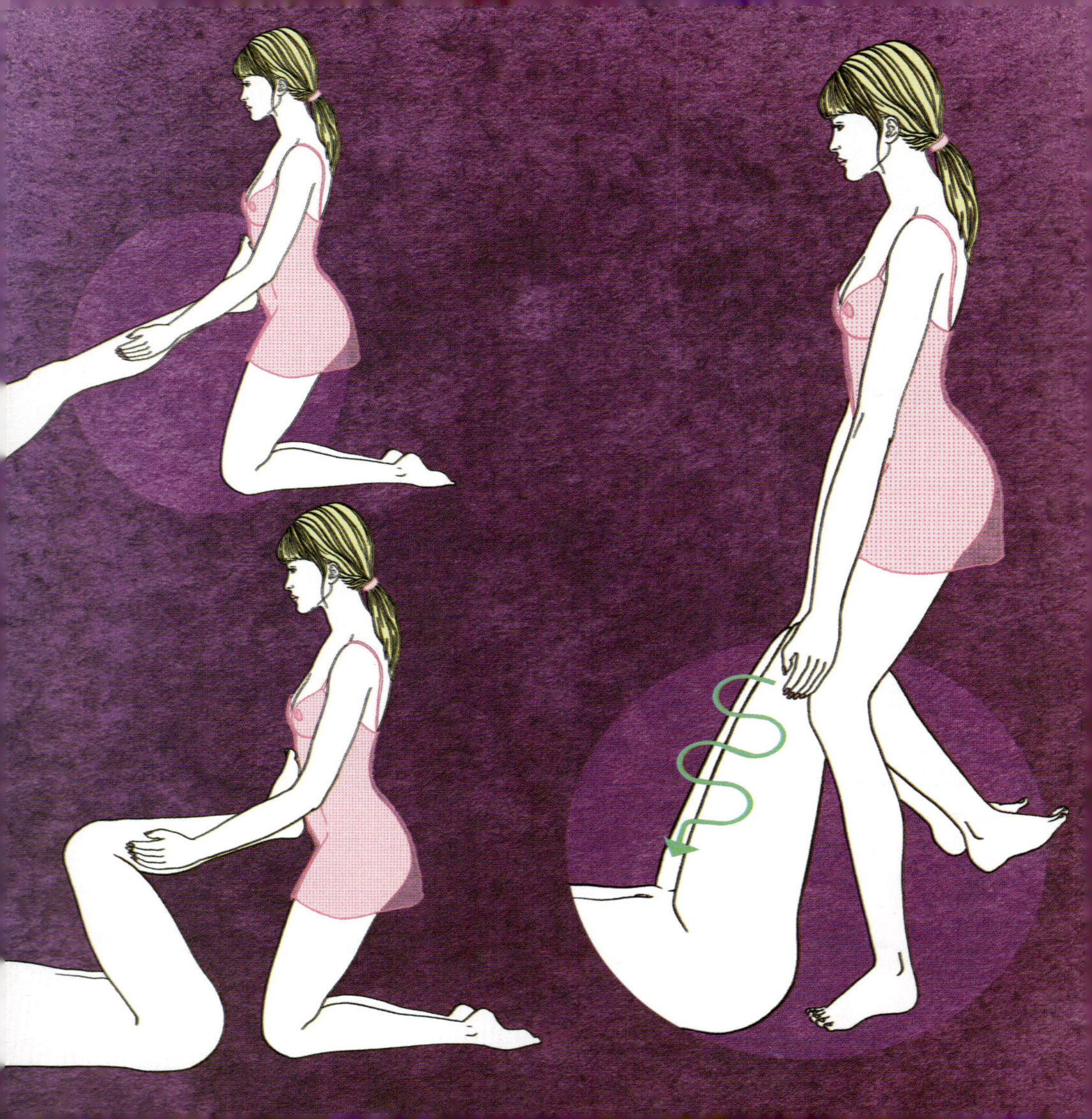

La comtesse aux pieds nus

L'ART DU TOUCHER

Le passage à cette position est un peu délicat, mais avec de la pratique vous l'adorerez. Soulevez les pieds de votre partenaire et déposez-les sur votre ventre, ses jambes doivent absolument restées tendues. Avancez-vous sur les genoux, faites plier en tenant au niveau des genoux. Une flexion des deux jambes sur le thorax vous rapproche considérablement de l'être chéri. Empaumez les genoux, levez-vous grâce à cet appui. Placez vos jambes de chaque côté de ses genoux et effectuez des « secousses ».

LE + EXTASE

Délicatesse oblige, vous n'êtes pas en présence d'un prunier, alors secousses oui, mais juste de quoi faire dodeliner la tête de droite et de gauche, faire trépigner la poitrine. Un appel à encore un peu de secousses…

LIBÉRATION SENSUELLE

Indicateur de bonnes secousses… le mouvement gracieux, pour vous messieurs, des seins de mademoiselle, et pour vous mesdames, des pectoraux de votre Bruce Willis.

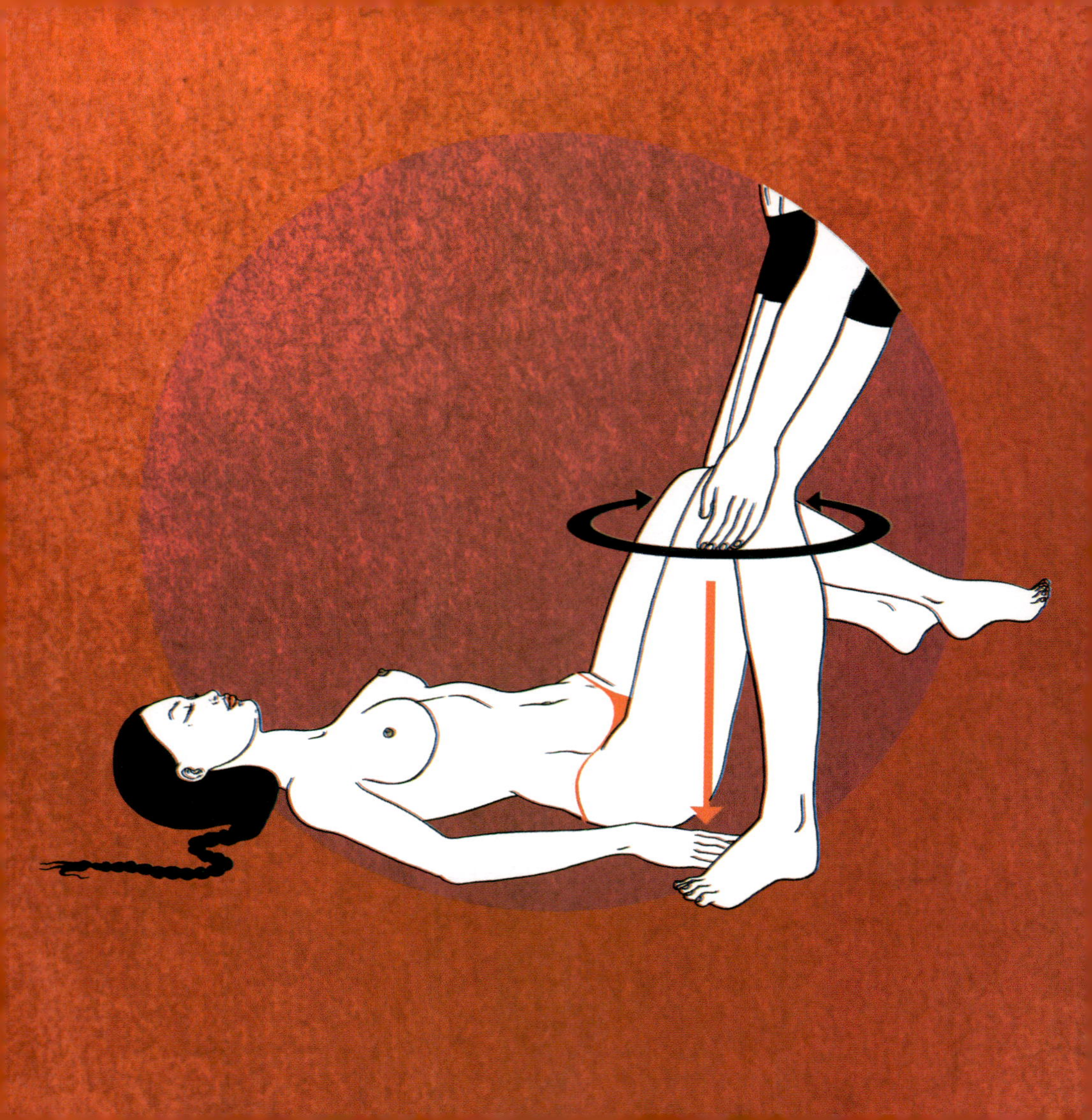

Dépression au-dessus du jardin

L'ART DU TOUCHER

Restez debout et commencez des rotations en tenant les genoux de votre partenaire de part et d'autre. Vous pouvez vous aider de vos jambes en bloquant les siennes avec les vôtres, dans ce cas effectuez vous aussi des rotations. Plusieurs appuis verticaux viennent achever cette séquence mouvementée, pressez vos paumes sur les genoux, la tête doit légèrement bouger, signe que le mouvement est correct.

LE + EXTASE

Si quelques traces de résistance subsistaient, plus rien n'y paraîtra. Les hanches sont dans un lâcher prise absolu. Les appuis verticaux permettent un écrasement du sacrum, la queue de la colonne se réajuste. À utiliser avec douceur.

LIBÉRATION SENSUELLE

Messieurs, accordez-vous un coup d'œil à la poitrine de mademoiselle. Vous êtes dans la position idéale pour une observation globale. Préférez le type de seins « pic de montagne » à la pointe relevée, cela indique une femme ardente et passionnée.

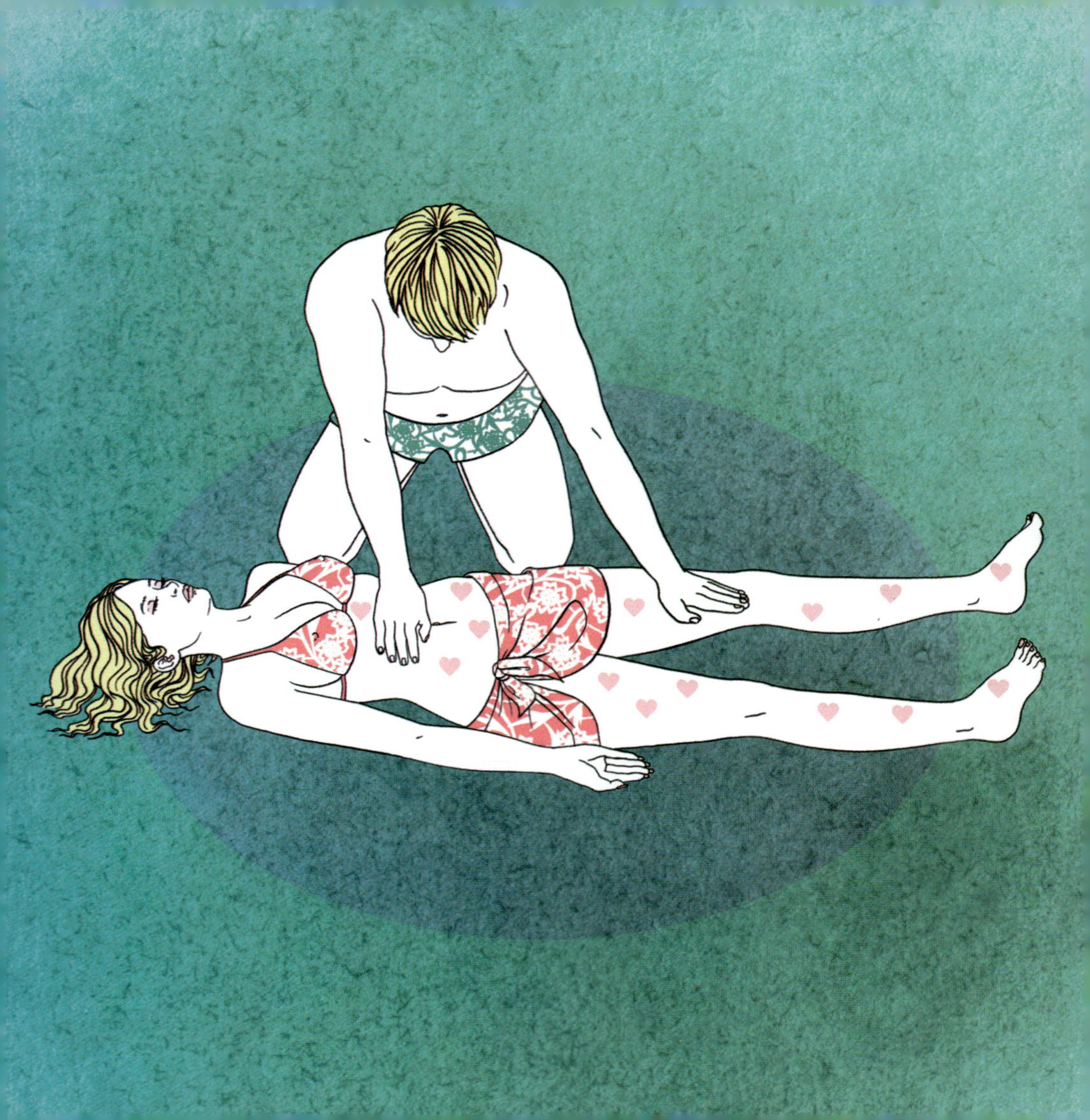

La route impériale

L'ART DU TOUCHER

Vous dépliez lentement ses jambes pour les déposer au sol. Vous-même en position Seiza. Et là débute une remontée initiatique du corps. À votre guise le rythme de cette action. Vos mains vont tout simplement marcher sur les différentes parties de votre sujet. Vous partez des pieds puis passez sur les chevilles, les mollets, les cuisses, les hanches, le ventre, pour finir sur le plexus.

LE + EXTASE

Vos mains empaument chaque parcelle parcourue. Il est essentiel de « scanner » avec votre peau la peau de l'autre.

LIBÉRATION SENSUELLE

La peau est la barrière communicative de l'intérieur vers l'extérieur, et vice versa. Un problème de peau est souvent lié à un problème de communication. Et rarement à un manque de pot.

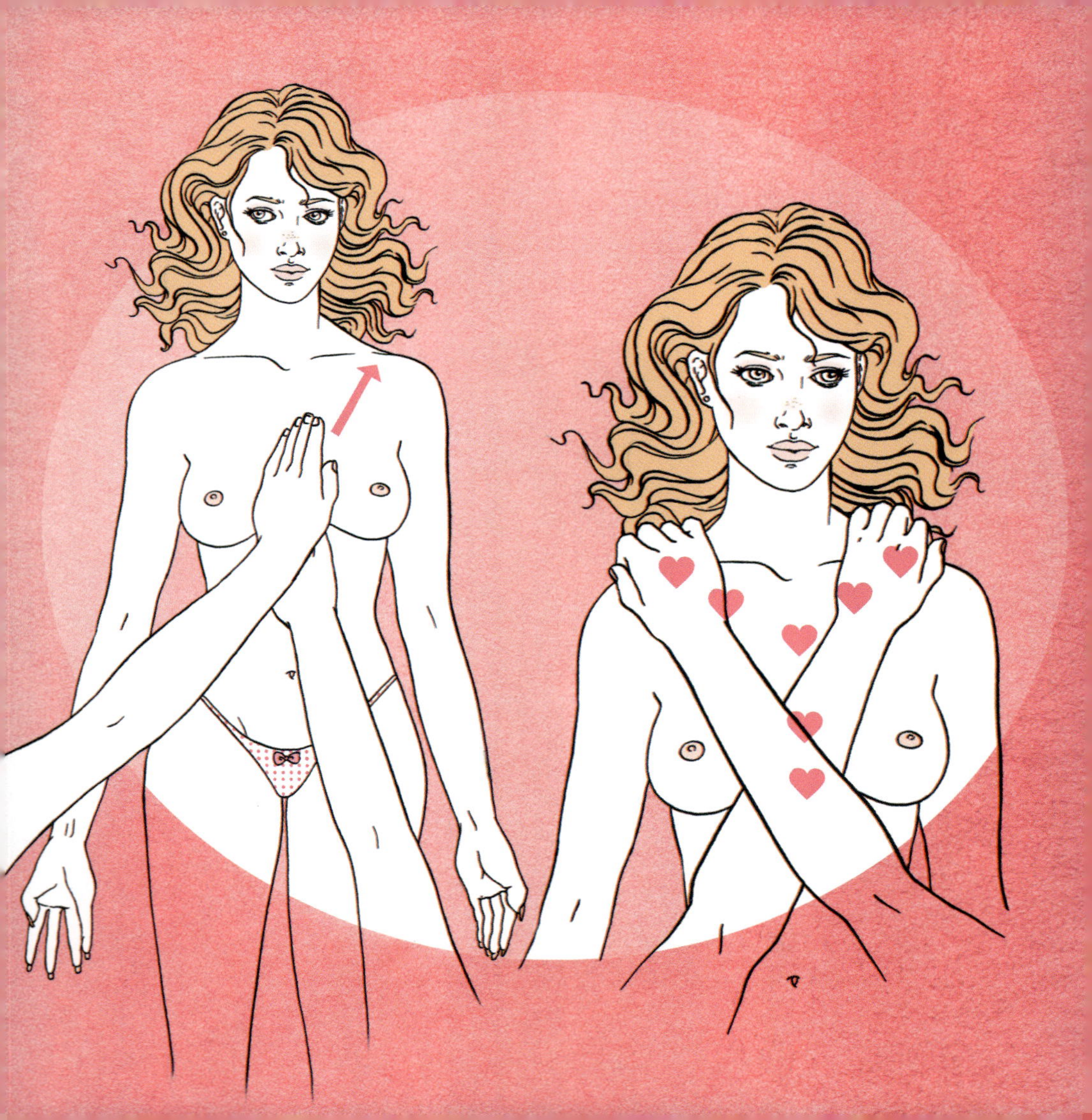

À bout de souffle

L'ART DU TOUCHER

Arrivées au plexus, vos mains vont passer une par une par le centre du cœur, à pas de velours. Accordez une attention particulière à cette zone. Une main en attente, l'autre s'engage entre les seins avec une pression d'amour inconditionnel, continue sa remontée en croisant sur le haut de la région pectorale pour finir en appui dans le creux de l'épaule. Idem avec l'autre main, terminez par des pressions alternées de la main gauche dans le creux de l'épaule droite, et vice versa.

LE + EXTASE

Les émotions de toutes sortes peuvent affluer : vous êtes au sens propre au cœur de l'action.

LIBÉRATION SENSUELLE

Les pressions dans le creux de l'épaule facilitent l'ouverture de la cage thoracique et ont une action sur l'énergie du poumon… Ce n'est donc pas le moment d'allumer une cigarette.

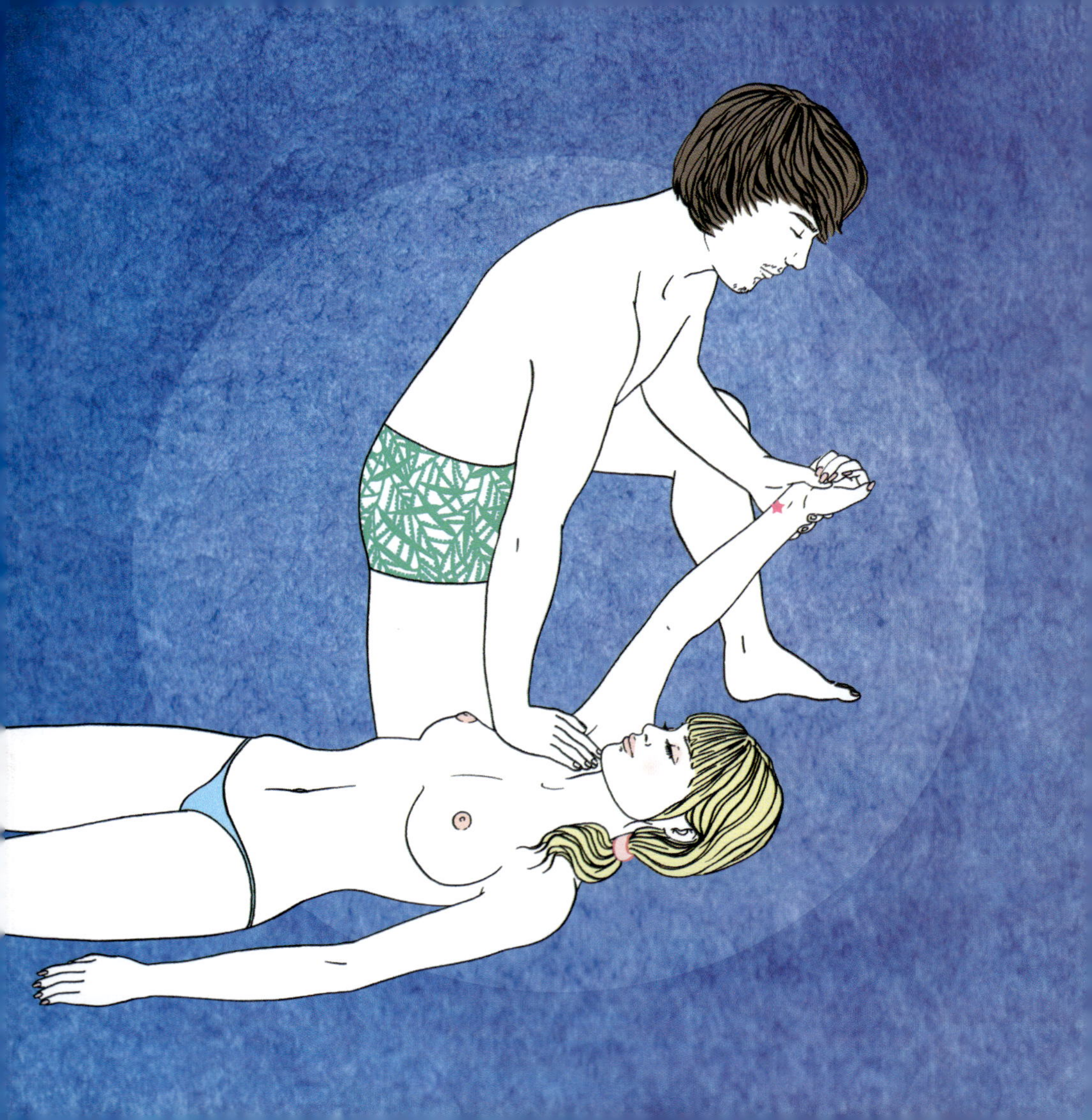

La main des amants

L'ART DU TOUCHER

Placez-vous sur le côté de votre partenaire en demi-fente, votre genou vers son épaule, votre pied à la hauteur de sa tête. Saisissez son poignet et commencez par secouer doucement le bras pour faciliter le relâchement. Posez une main sur l'épaule tandis que vous amenez avec votre autre main son bras au-dessus de sa tête (en fonction de sa souplesse). Étirez deux ou trois fois le bras au-dessus de la tête.

LE + EXTASE

En étirant le bras, vous avez une action sur le méridien du cœur. Il gouverne le psychisme, et des désordres mentaux apparaissent lorsque l'énergie du cœur ne peut maintenir une bonne harmonie entre l'énergie des différents éléments.

LIBÉRATION SENSUELLE

Vous pouvez stimuler le point C 7 situé sur le côté externe du poignet. C'est *le* grand point du psychisme appelé « Porte du conscient ». On n'y rentre pas comme dans un moulin.

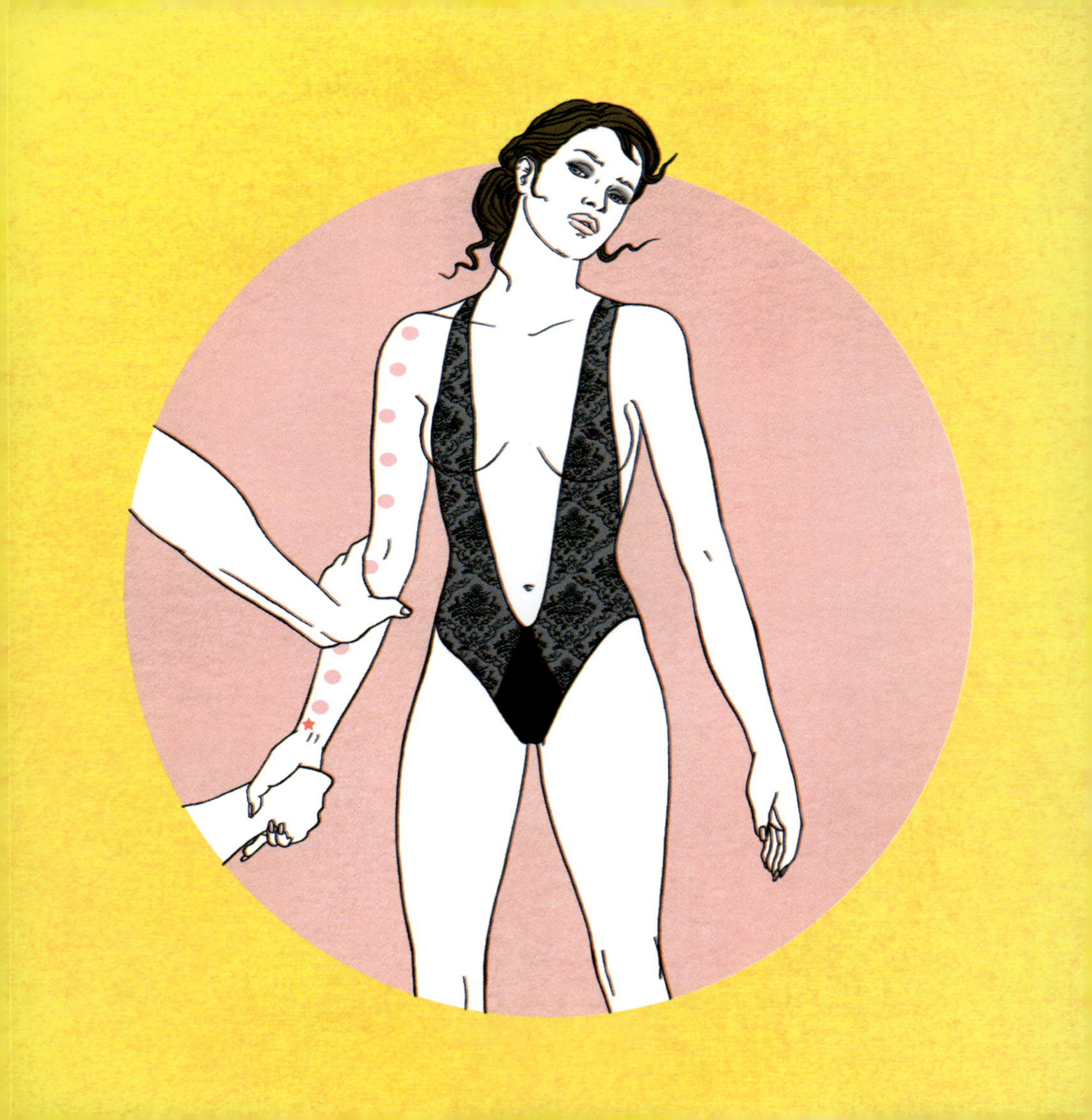

Les liaisons dangereuses

L'ART DU TOUCHER

Ramenez le bras en décrivant un grand cercle sur le côté et reposez-le au sol, le long du buste, légèrement écarté du corps. Prenez la position Seiza, genoux écartés. La main passive en appui sur la main de votre partenaire, la main active effectue des pressions avec les paumes sur le bras, depuis l'épaule jusqu'au poignet, le long du méridien poumon. Faites deux passages.

LE + EXTASE

La libération de l'épaule permet à l'énergie de circuler dans tout le bras, vous la guidez vers l'extrémité du membre… la main.

LIBÉRATION SENSUELLE

Pour ne pas que sa voix s'amenuise au cours d'une séance autre, pensez au point P 8, tout indiqué en cas d'aphonie. Il se situe sur la face interne du bras, à peine à un doigt du poignet. Mais si son silence vous fait des vacances, n'insistez pas.

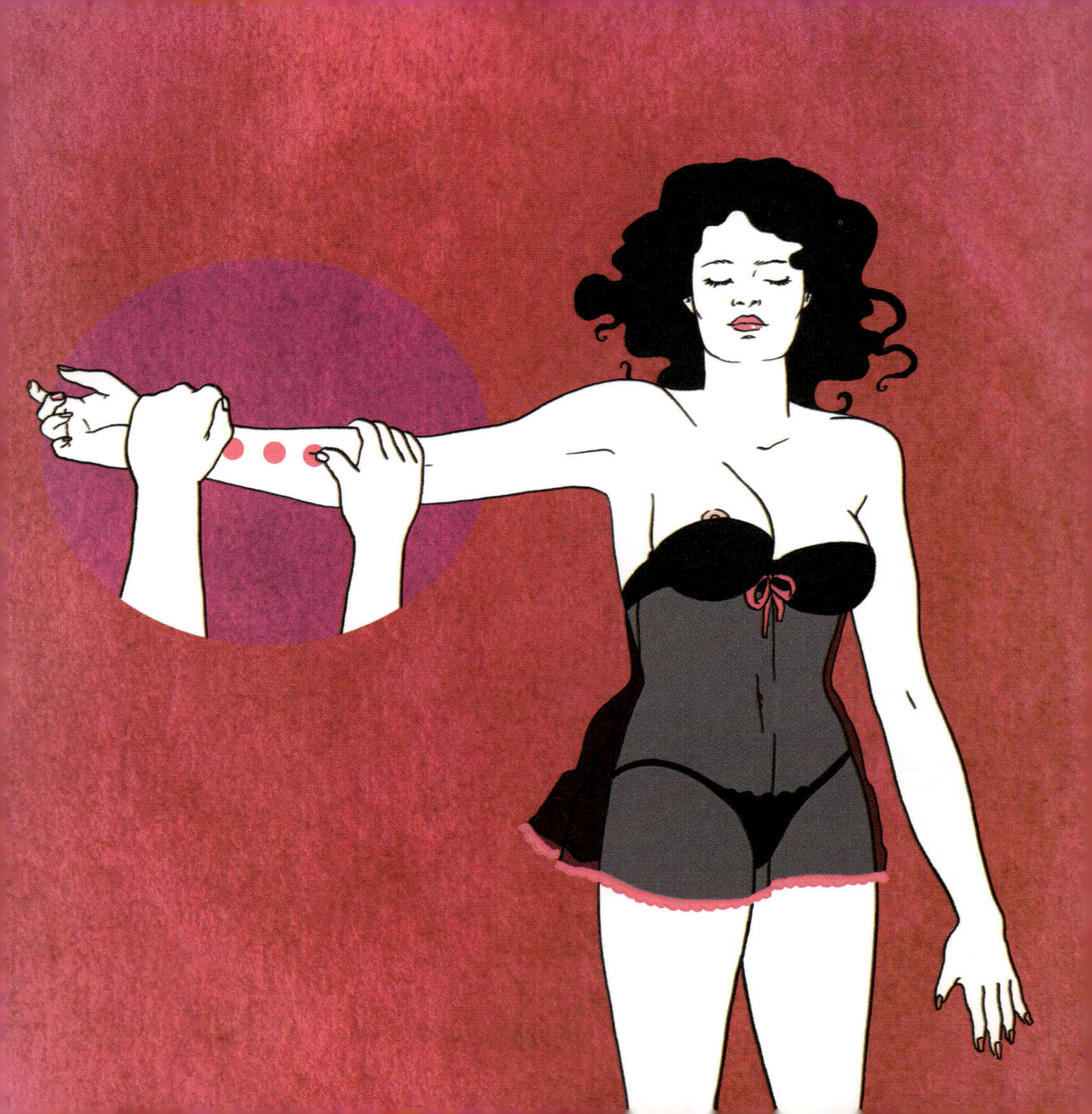

L'atout cœur

L'ART DU TOUCHER

Placez maintenant le bras de votre partenaire perpendiculairement à son corps. Avant de le positionner, vous pouvez étirer tout le bras vers vous en le tenant par le poignet. La tête de votre sujet se tournera probablement vers vous tout naturellement, signe d'abandon.

De la même façon, la main passive reste vers le poignet alors que l'active presse avec la paume de l'épaule jusqu'au poignet, sur un axe central du bras. Deux passages.

LE + EXTASE

Soyez vigilante car le méridien concerné est le maître du cœur. Il régularise la circulation sanguine dans le cœur et les vaisseaux et – petit détail – il est le maître qui combat les troubles de la sexualité.

LIBÉRATION SENSUELLE

Ennemis de taille, les troubles de la sexualité ont trouvé à qui parler… vous-même, avec l'aide du désintéressé maître du cœur.

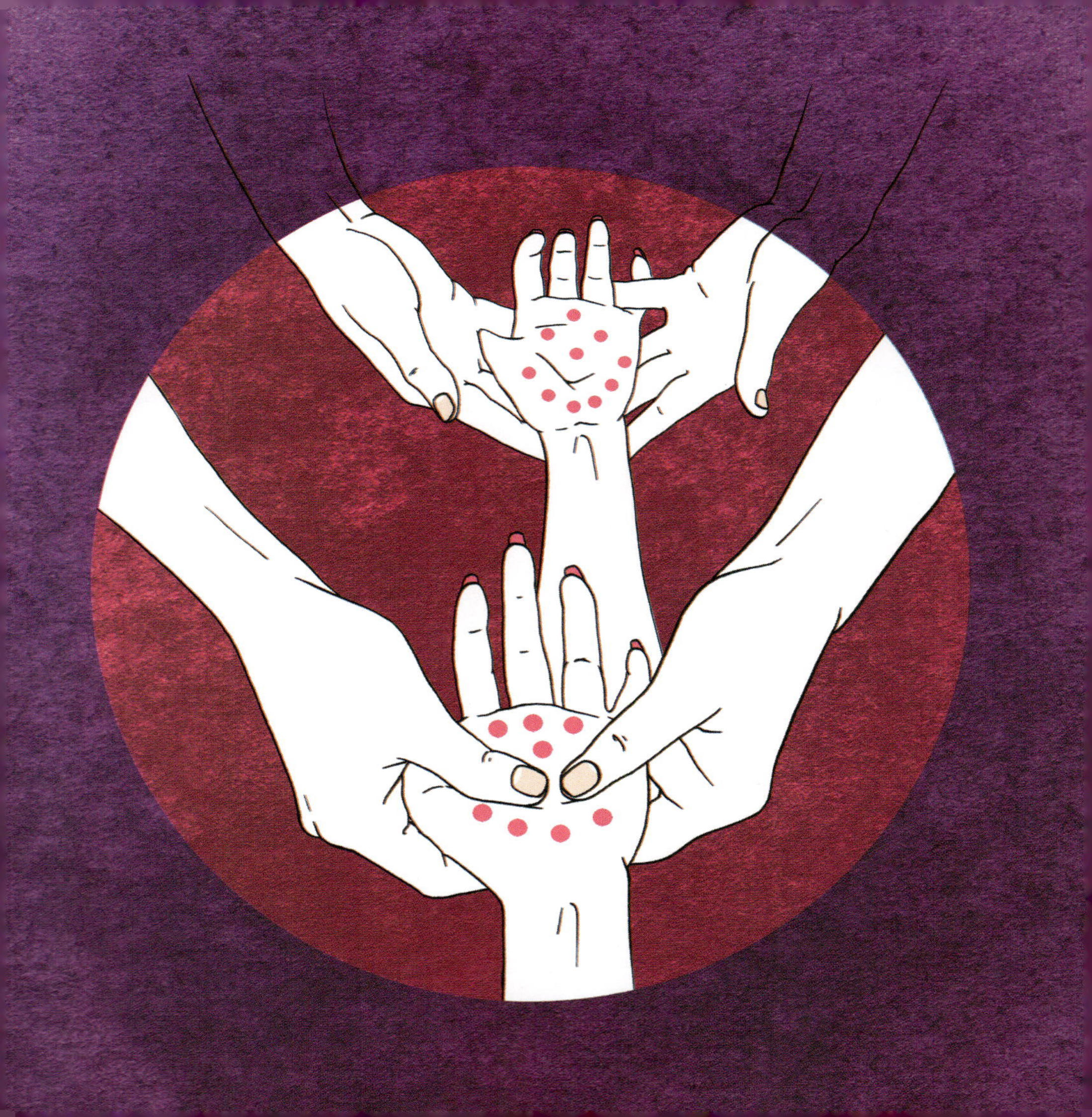

Symphonie en doigt majeur

L'ART DU TOUCHER

Vous utiliserez un peu d'huile végétale pour un premier contact des mains. Faites glisser vos doigts sur ses doigts, vos paumes pressent les siennes, les pouces s'activent en ronds passionnés. Puis observez la prise caractéristique, le poignet en extension. Pressions des pouces, du poignet à la racine des doigts, avec un mouvement d'ouverture de la paume. À répéter plusieurs fois.

LE + EXTASE

On note également des correspondances entre certaines zones des doigts et les différents organes et fonctions : masser les mains peut relaxer le corps entier. Il est donc possible d'activer et de rééquilibrer l'énergie sexuelle en stimulant les points des mains.

LIBÉRATION SENSUELLE

Dans la sexologie chinoise, le majeur est considéré comme le doigt le plus important chez l'homme… majeur long, forte sexualité. L'air de rien, c'est l'auriculaire qui prime chez la femme… petit doigt long, grand pouvoir sexuel !

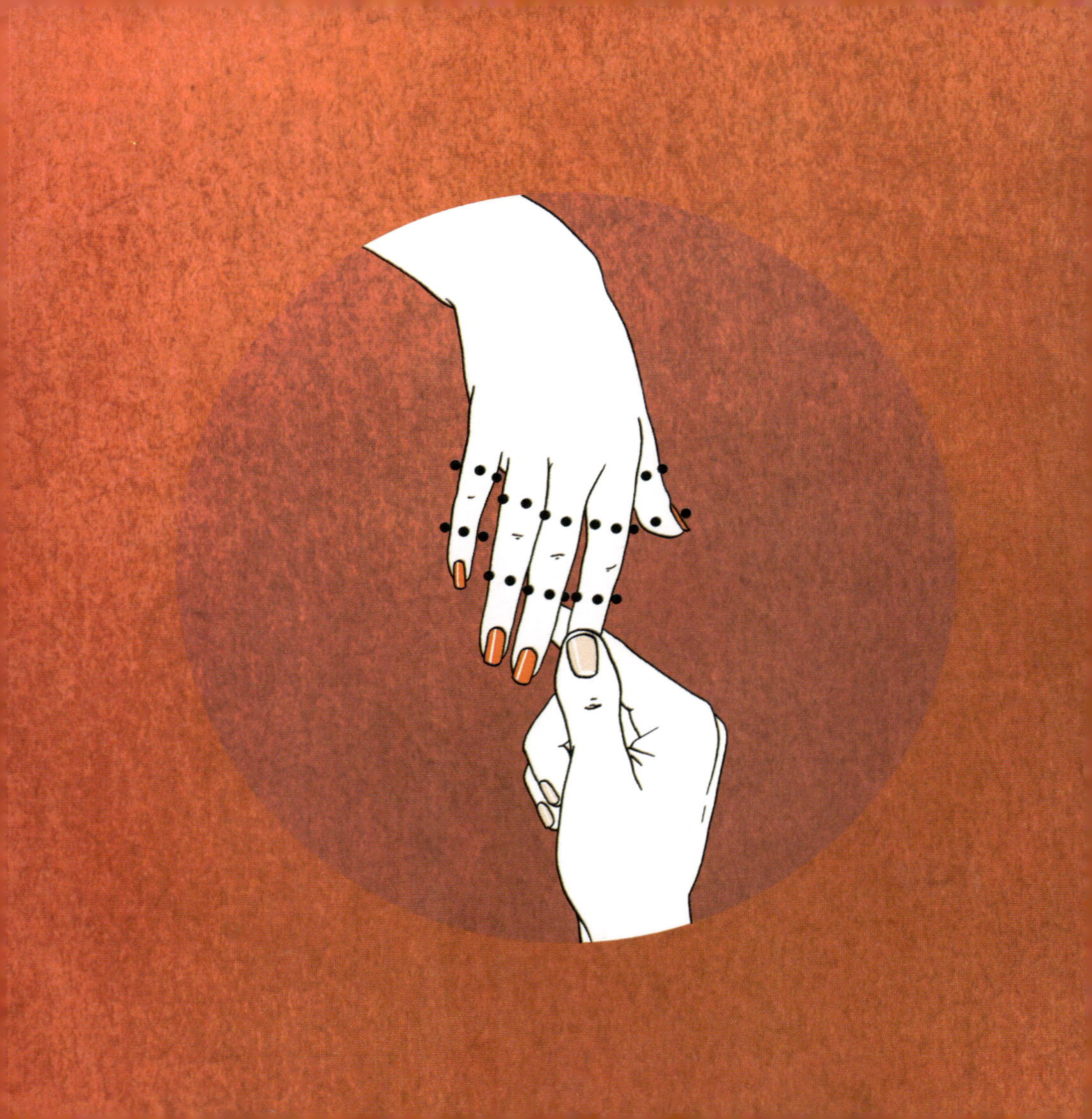

Le claqueur de doigts

L'ART DU TOUCHER

Tenez d'une main le poignet, de l'autre pressez et étirez chaque doigt entre le pouce et l'index de votre main. Pressions sur le dessus et le dessous des doigts, et aussi sur les côtés. Une secousse en tenant l'extrémité de chaque doigt est bénéfique pour chasser l'énergie négative. Il est aussi très stimulant de lécher, sucer ou baiser la main de votre partenaire… puissant courant sexuel assuré !

LE + EXTASE

Il peut être très érotique pour un couple de se masser mutuellement les mains, explorant les doigts, les lignes et les paumes. Les mains sont des cartes qui révèlent les expériences personnelles. Envoyez votre énergie aimante à travers vos mains. Il finira peut-être par vous la demander.

LIBÉRATION SENSUELLE

La forme des pouces révèle la forme du sexe, que ce soit pour l'homme ou la femme. Au hit-parade, la forme « champignon », pouce à bout charnu et petite racine, indication d'un pénis à gland épais et tige mince. Idem pour le vagin, en relation avec le pouce de la femme.

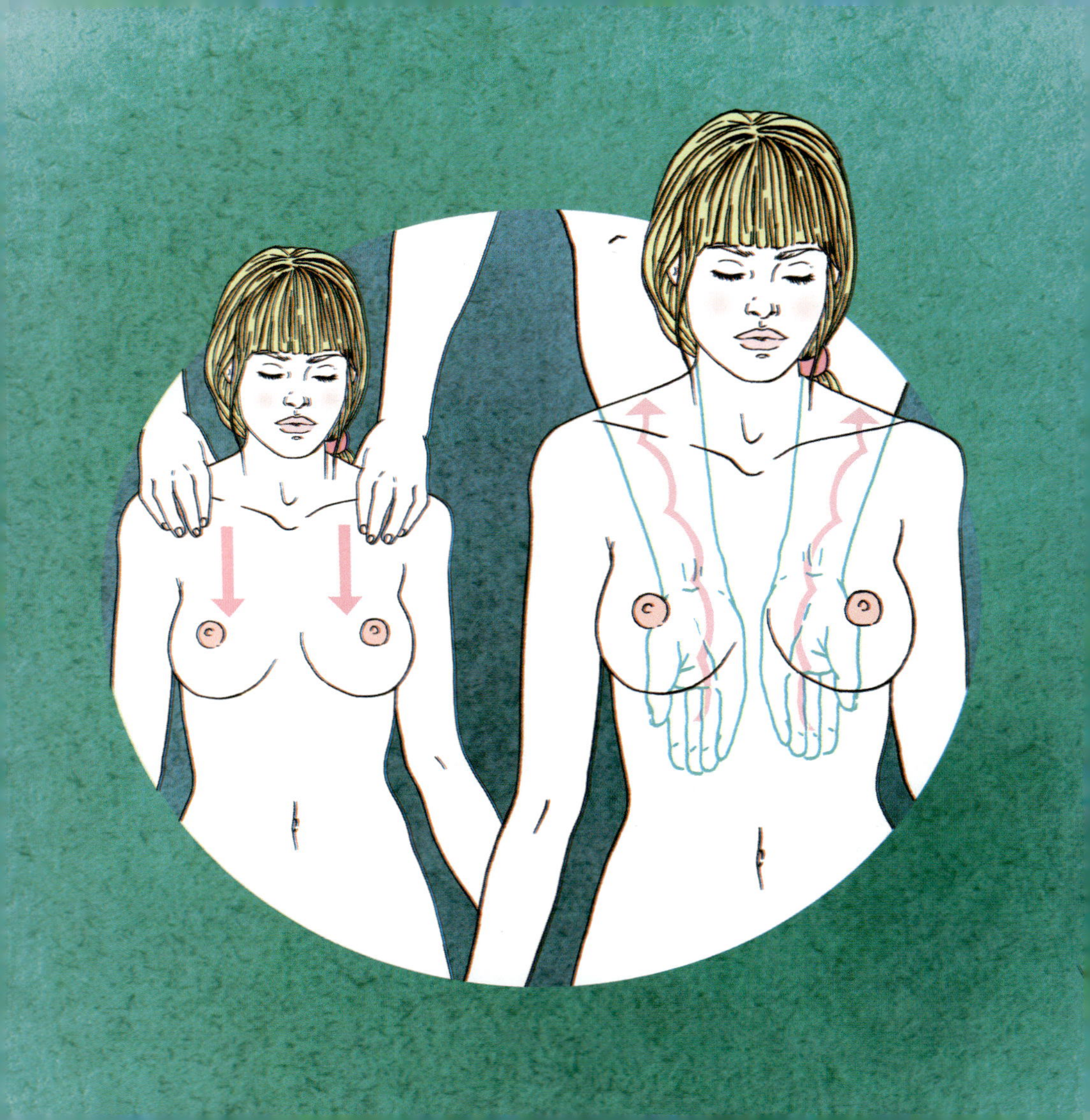

La route des myosotis

L'ART DU TOUCHER

Placez-vous à la tête de votre partenaire en prenant appui sur son corps avec délicatesse. Vos deux paumes sur le haut des épaules, poussez de façon alternée vers les pieds. Les épaules se repositionnent vers le bas. Glissez vos mains, paumes vers le haut, sous le haut du dos. Vos doigts sont serrés de part et d'autre de la colonne. Effectuez des vibrations avec vos doigts tout en remontant vers les épaules.

LE + EXTASE

La position basse des épaules dégage le cou et facilite la détente des trapèzes. Les vibrations résonnent entre les omoplates et le corps se soulève légèrement à chaque mouvement. Les dernières tensions s'échappent par le haut du dos.

LIBÉRATION SENSUELLE

Les poussées alternées peuvent se faire avec les pieds. Posez affectueusement la plante de vos pieds sur les trapèzes et entrez en action. La tête de votre partenaire est proche de votre entrejambe... et de proche en proche...

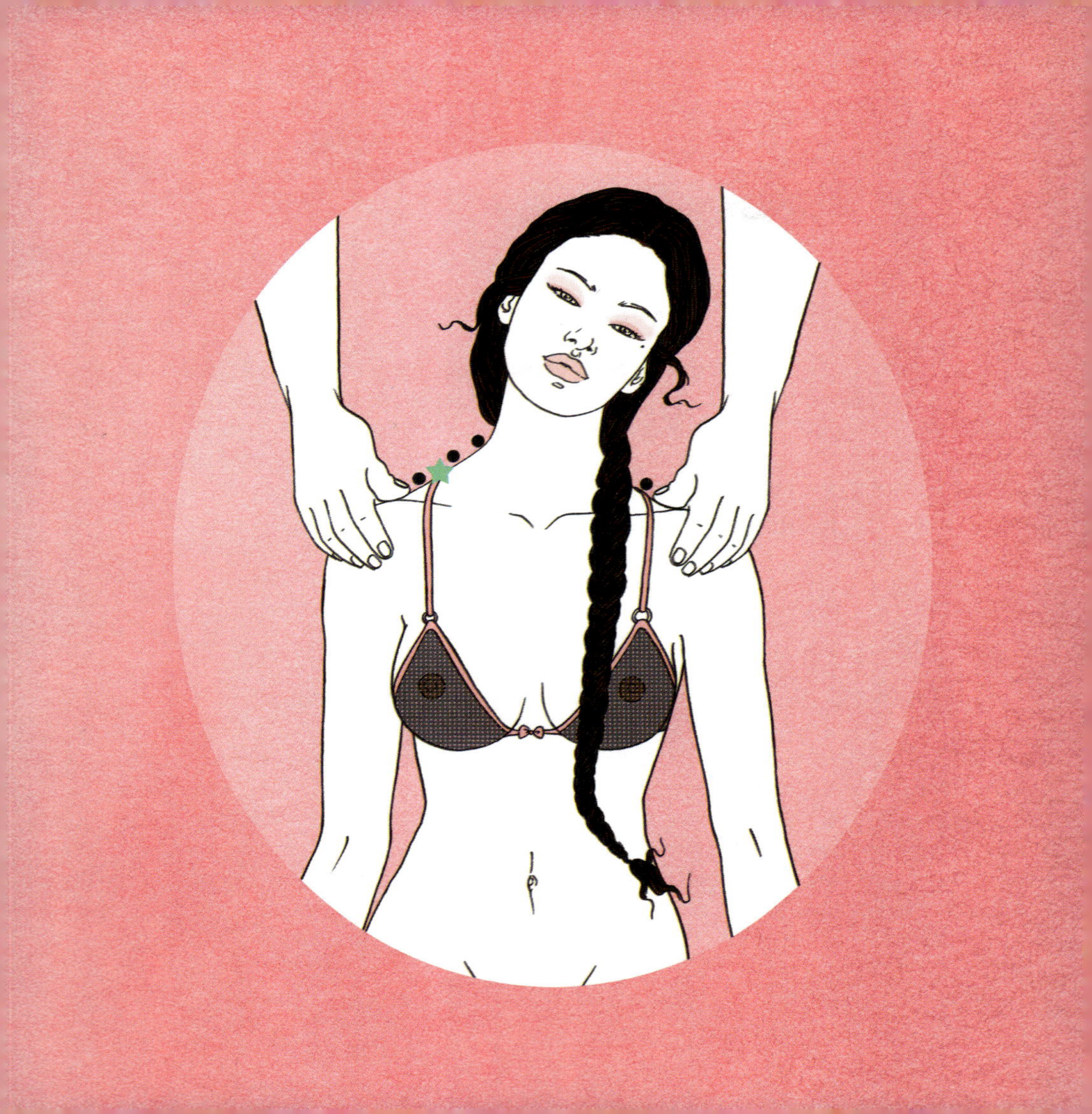

La belle captive

L'ART DU TOUCHER

Relevez-vous de nouveau en Seiza, placez vos pouces sur la crête des trapèzes – le reste de la main étant posé naturellement. Faites des pressions douces sur la ligne allant de la base du cou vers la pointe des épaules. Vous pouvez presser les deux pouces en même temps ou l'un après l'autre, toujours en direction des pieds de votre partenaire. À renouveler trois ou quatre fois.

LE + EXTASE

Cette région est tendue chez la plupart des sujets. Parfois, des amas de tensions se font sentir sous vos doigts, usez d'un peu de dextérité pour les attendrir. Utilisez si nécessaire vos doigts comme des pinces et venez attraper tendrement la peau ainsi prisonnière.

LIBÉRATION SENSUELLE

En réharmonisant cette partie du corps, vous aiderez au passage énergétique du haut vers le bas. Vous vous attardez sur le point VB 21, point stratégique pour l'irrigation des épaules, des bras et du cerveau, si besoin est.

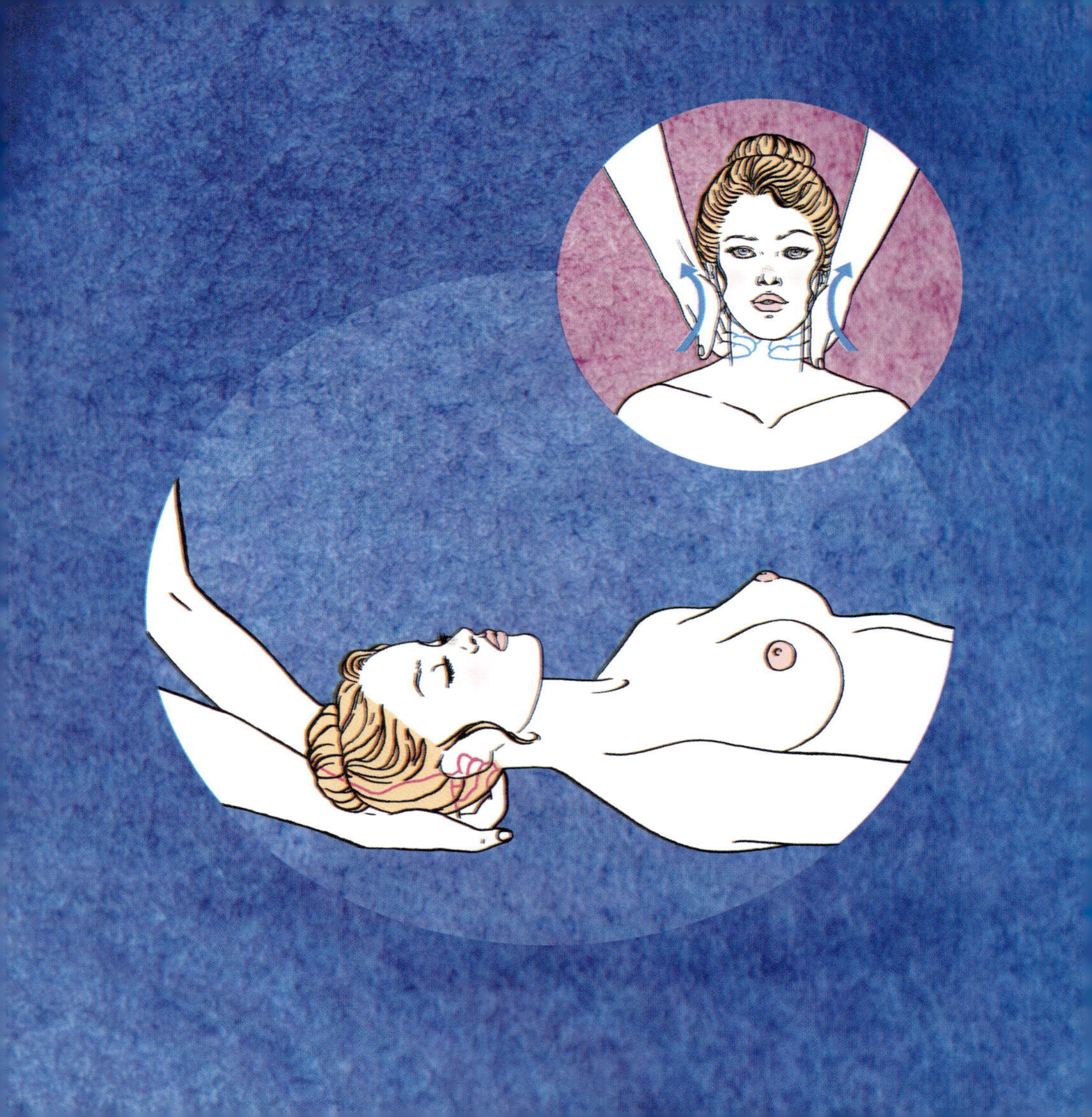

L'endormie

L'ART DU TOUCHER

Vous aurez pris soin de l'autre bras ainsi que de la main avant cette prochaine action. Vous pouvez placer un coussin sous la tête de votre partenaire pour un meilleur confort. Glissez vos doigts, qui se rejoignent à la base du cou, et, comme une vague, ces doigts vont étirer en soulevant très légèrement la nuque. Imaginez que vous lissez la peau et faites se cambrer le cou. Le geste doit être dynamique mais sans brutalité. Finissez en plaçant vos doigts à la base du crâne et, très doucement, pratiquez des étirements de la nuque.

LE + EXTASE

Synchronisez vos mouvements avec la respiration : sur l'inspire de votre sujet, initiez la vague puis, sur l'expire, étirez en prenant garde de tenir la tête dans l'axe du corps.

LIBÉRATION SENSUELLE

Avec la vague, le menton de votre partenaire se soulève vers l'arrière, alors qu'au moment de l'étirement, il revient vers le sternum. C'est le corps qui dit : « Oui, encore. »

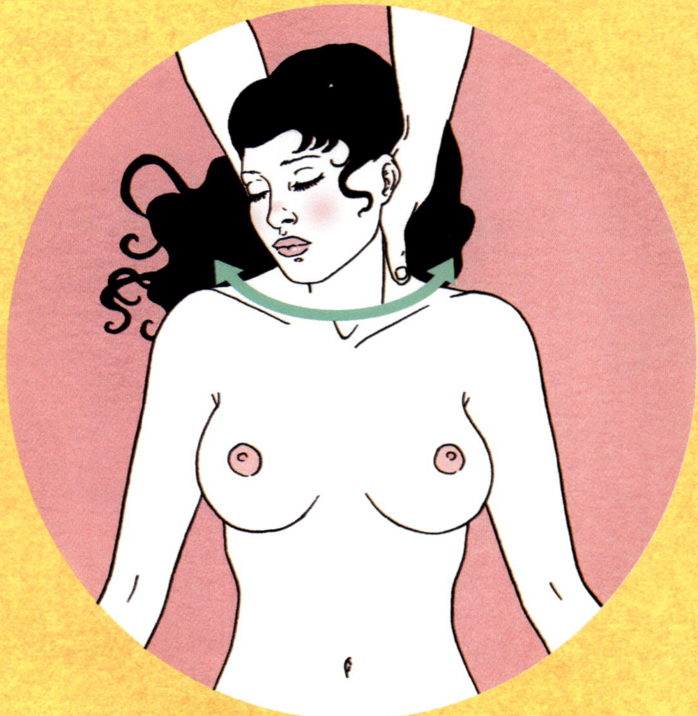

Voyage surprise

L'ART DU TOUCHER

Vos mains sont toujours sous la tête, faites-la rouler délicatement de gauche à droite puis de droite à gauche. Cherchez à détendre et à assouplir la nuque. Soyez observatrice pendant cette action assez facile. La forme du visage de l'être touché va vous permettre de l'explorer… avec les yeux seulement, pour le moment !

LE + EXTASE

Jetez votre regard sur sa mâchoire : une ligne maxillaire forte et nette indique un fort potentiel sexuel pour l'homme comme pour la femme. Comme dit l'adage, à mâchoire carrée, parties carrées.

LIBÉRATION SENSUELLE

Peut-être que le va-et-vient du mouvement fera s'entrouvrir la bouche de l'observé… Vite, les dents… De grandes dents sont le signe d'une personnalité passionnée et sexuellement dynamique. De petites dents chez la femme révèlent un vagin resserré.

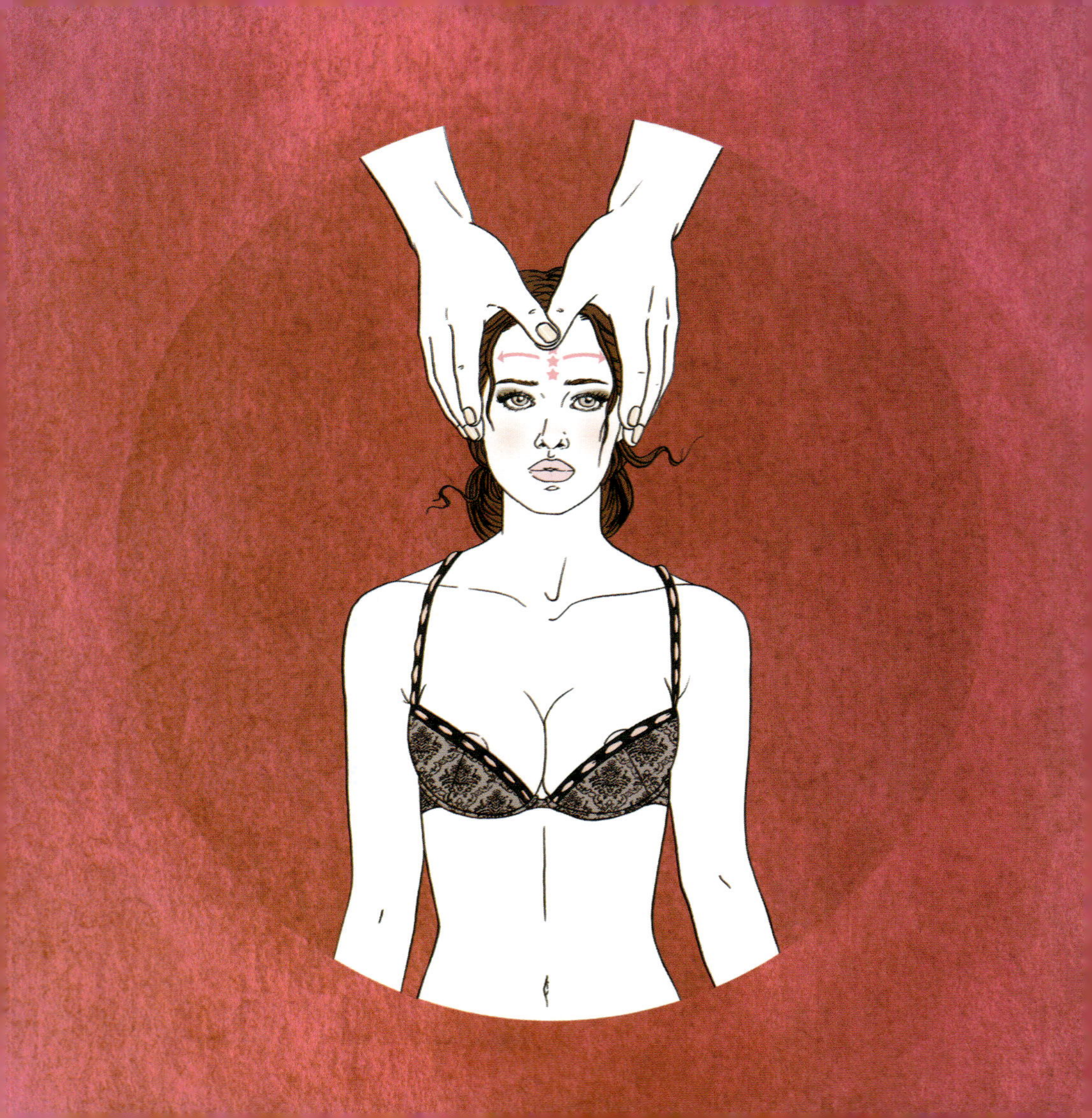

Le rêve éternel

L'ART DU TOUCHER

Venez placer vos pouces superposés sur le troisième œil et pressez graduellement deux ou trois fois puis, comme si vous effaciez les pensées du front, lissez du centre vers les oreilles. Trois, quatre pressions sur l'axe central du front avec lissage. Finissez avec les pouces, qui se rejoignent sur l'axe central du front, paumes enveloppant toute la tête. Lissez en pressant à l'aide de toute la surface des pouces.

LE + EXTASE

Vous effacez toutes les pensées négatives de votre partenaire. Il est souhaitable de bien lisser jusqu'aux oreilles, celles-ci étant bizarrement considérées comme les « poubelles » du visage. À mental clairvoyant, corps attrayant.

LIBÉRATION SENSUELLE

Vous activez en pressant le troisième œil, l'espace qui indique le niveau de conscience. Plus large il est, plus sages nous sommes. Mais il est aussi un centre correspondant aux organes sexuels : plus il est large, plus l'impulsion sexuelle est forte. Soyez une sage dominatrice !

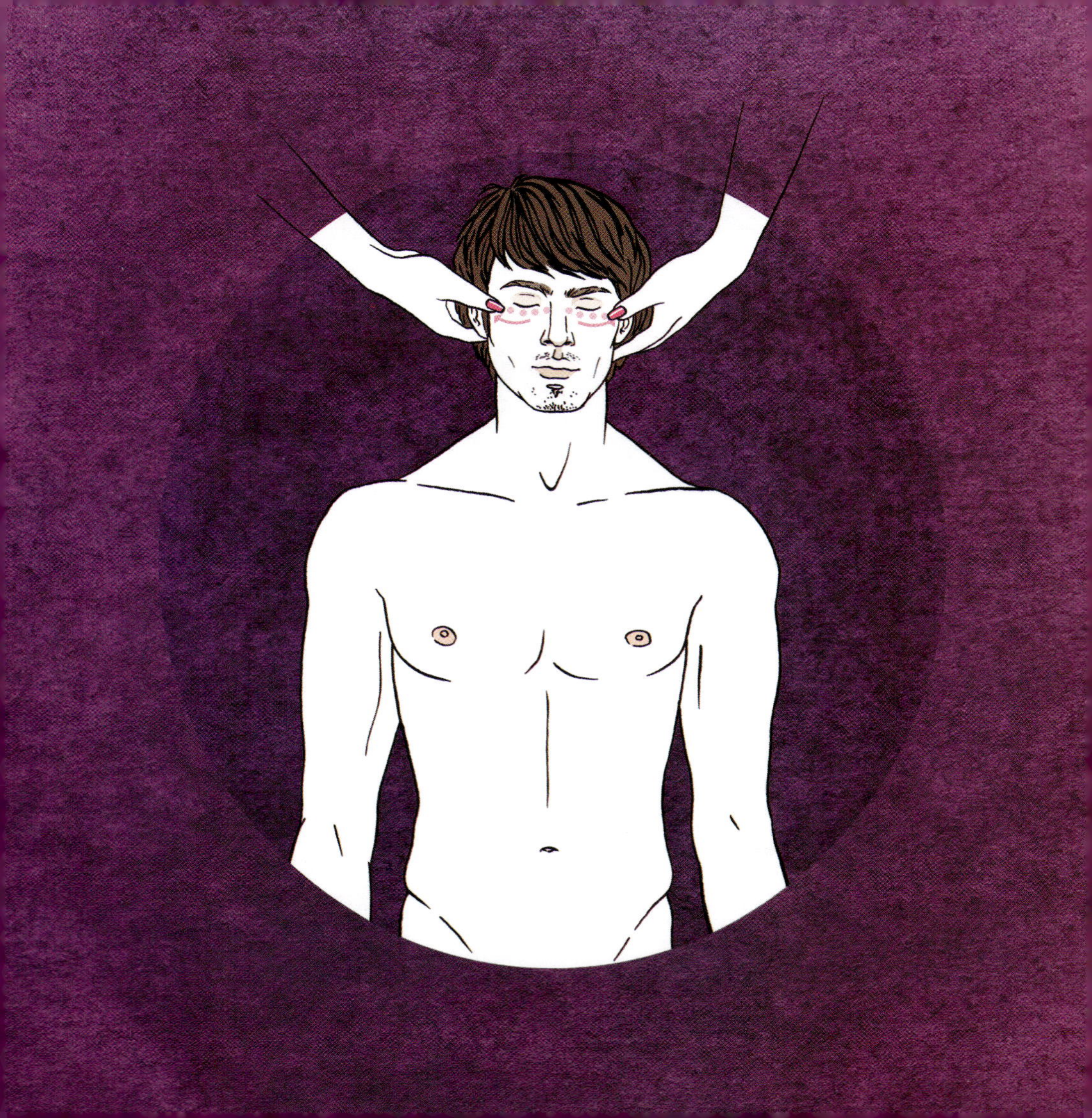

Au doigt et à l'œil

L'ART DU TOUCHER

Pressez avec bienveillance de la pointe interne de l'œil vers les tempes en suivant le dessous de l'œil. Arrivée aux tempes, faites des cercles dans le sens des aiguilles d'une montre avec deux ou trois doigts. Vous pouvez également utiliser le talon de vos paumes. Répétez plusieurs fois l'opération.

LE + EXTASE

Dans la médecine chinoise, les yeux sont les fenêtres (les miroirs ?) de l'âme, ce sont aussi les véhicules au moyen desquels l'amour et le potentiel sexuel peuvent être détectés, à vue de nez.

LIBÉRATION SENSUELLE

Vous ne pourrez vous tromper en présence de grands yeux dotés de pupilles sombres, le (la) meilleur(e) des amant(e)s vous fait face. Casse-tête chinois : cligner doucement des yeux active l'énergie sexuelle.

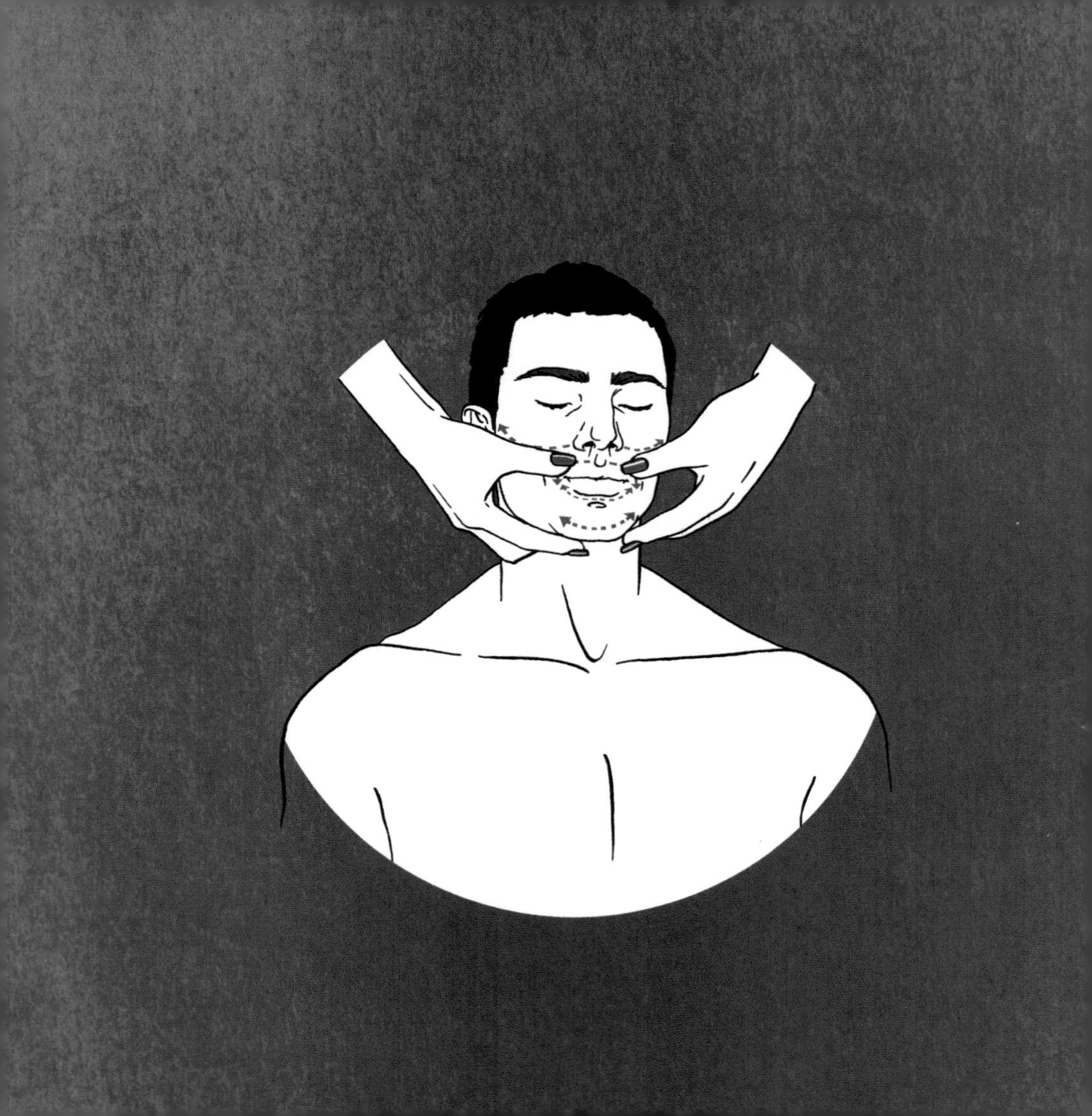

Le berceau des lèvres

L'ART DU TOUCHER

Si vous en ressentez le besoin, vous pouvez utiliser de l'huile. Seulement, n'en abusez pas : rien n'est plus désagréable que de sentir dégouliner une matière sur le visage… quoique !
À l'aide d'une pression des pouces ou de glissades, venez détendre le dessus et le dessous des pommettes ainsi que le dessus et le dessous des lèvres, puis le menton. Achevez en plaçant vos paumes chaudes sur les paupières.

LE + EXTASE

Vos doigts suivent le contour du visage, se font plus ou moins pressants, et toujours votre œil de lynx est à l'affût d'indices. Dès à présent, appréciez le nez aquilin, soirée folle en perspective : une personnalité énergique doublée d'un fort dynamisme sexuel.

LIBÉRATION SENSUELLE

Fossettes à l'horizon, ne vous découragez pas : effectivement le vagin de madame est court et petit mais il a une extraordinaire capacité de dilatation, il peut donc s'adapter à des pénis d'un gabarit respectable.

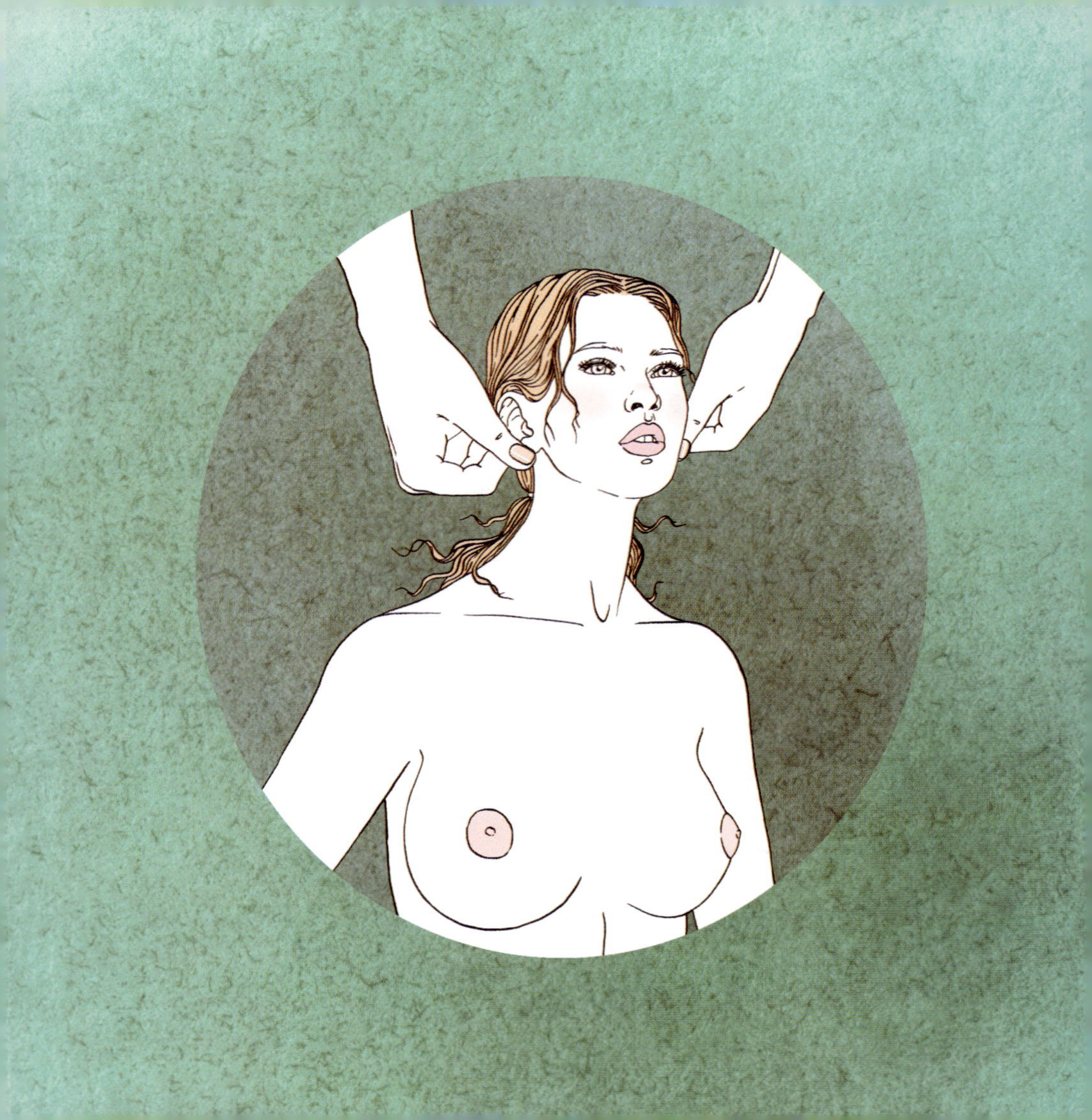

L'oreille du tigre

L'ART DU TOUCHER

Toute notre attention se porte désormais sur les oreilles, surtout ne les oubliez pas… c'est tellement bon !
Vous pressez entre vos doigts, du lobe jusqu'à l'autre extrémité en tirant légèrement. Venez-en à les malaxer puis à les faire vibrer, enfin essuyez-les – eh oui ! –, débarrassez-les de tout surplus énergétique négatif.

LE + EXTASE

Chez la femme, l'oreille détermine non seulement la position mais également la taille et la forme du vagin. Pour l'homme, elle indique s'il est fort, robuste, en bonne santé et s'il sera riche – petit détail à ne pas omettre.

LIBÉRATION SENSUELLE

Petite oreille, petit potentiel sexuel. Oreille épaisse et charnue autour du bord, bonne santé et forte puissance sexuelle.
Quelqu'un connaît un bon chirurgien esthétique ?

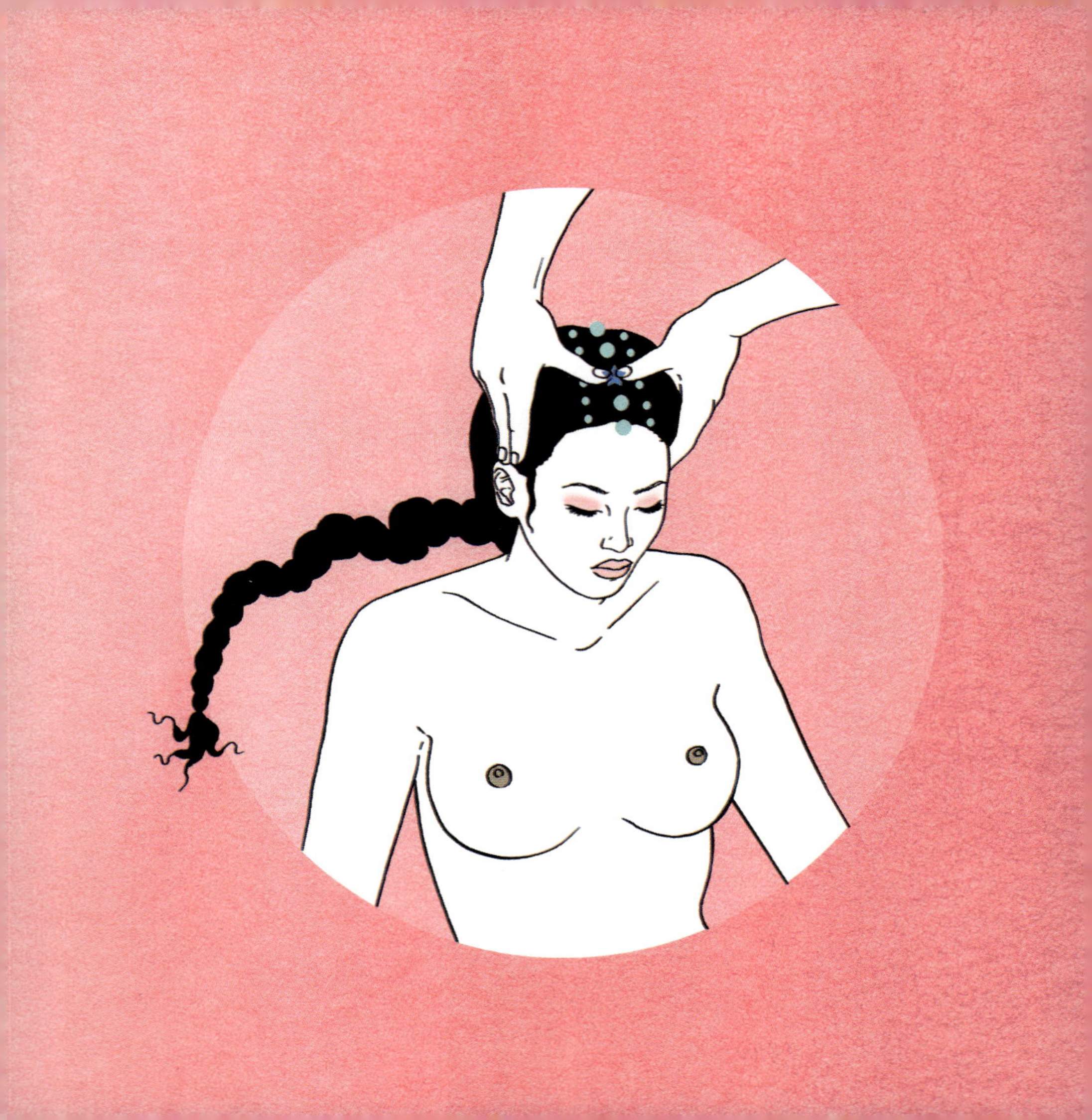

Le sixième sens

L'ART DU TOUCHER

Enfin le nirvana, le sommet par lequel tout peut arriver. Ici sont réparties les énergies du ciel comme les tensions du corps. Entrée et sortie énergétique, la fontanelle, située au centre du crâne, si délicate chez les bébés, demande un toucher rempli d'amour.
Vous commencez par presser, pouces superposés, la ligne médiane de la naissance des cheveux jusqu'où vous permet votre position. Écartez les pouces et pressez tous les points indiqués plusieurs fois avec des intensités diverses.

LE + EXTASE

Des points peuvent se révéler plus sensibles, massez-les avec vos pouces en petites rotations sans trop insister. Il est important de faire relâcher toutes les tensions crâniennes, c'est votre but. Il en résultera la sensation pour votre partenaire d'être passé sous une douche à affusion d'ondes positives.

LIBÉRATION SENSUELLE

Le point VG 20, situé à l'emplacement de l'ancienne petite fontanelle, possède le pouvoir de dissiper toutes les tensions psychiques, et agit sur la mémoire et la concentration. Nec plus ultra, il a une action sur les cinq organes des sens.

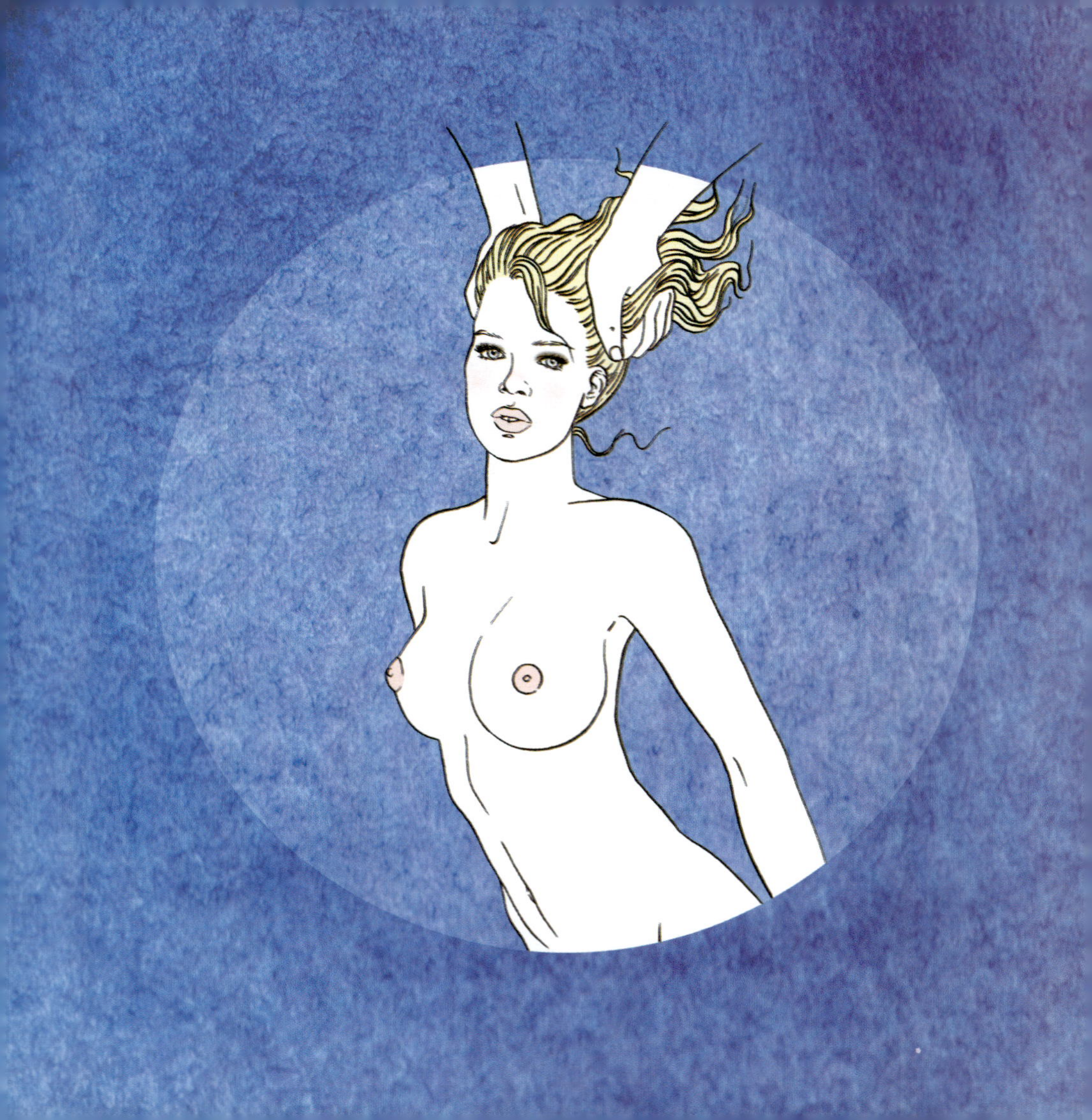

Casque d'or

L'ART DU TOUCHER

Clôturez votre séance avec un massage du cuir chevelu, donnez ce que vous aimeriez qu'on vous donne avec passion, désir, générosité. Osez attraper la crinière de l'animal dompté par vos doigts, tirez-la amoureusement, faites-la vibrer jusqu'à la pointe des cheveux. Rendez un hommage à ce corps que vous venez d'explorer. Tentez de mieux le connaître.

LE + EXTASE

Vous avez pénétré l'intimité de votre partenaire, son corps s'est totalement abandonné et vous avez donné beaucoup de vous-même. Vous vibrez à l'unisson, vos respirations ne font plus qu'une et l'harmonie transpire de vos deux enveloppes charnelles.

LIBÉRATION SENSUELLE

Joignez vos mains en prière au niveau de votre plexus, remerciez la terre et le ciel, remerciez votre sujet et ne vous oubliez pas.
Respirez profondément et appréciez l'état subtil dans lequel vous êtes plongée.

Pressions sans suspension

Gardez toujours une main en contact avec le corps massé : vous avez établi une communication, il serait dommage de la couper.
La technique utilisant les paumes est la meilleure pour commencer. Au début de la séance, une paume sur votre hara et l'autre sur celui de votre partenaire procurent une sensation rassurante et permettent d'analyser l'état de son énergie.

Vos bras s'alignent dans l'axe que vous avez choisi de masser, ils sont semi-tendus, vos articulations sont souples et toute la surface de votre paume épouse les formes du corps. Appuyez votre poids sur les paumes tout en observant les réactions, vous pouvez ajuster de cette façon vos pressions.

Le talon de la main peut s'avérer efficace pour accéder à des zones plus petites ou pour concentrer vos pressions sur une partie moins large.
Parfois une seule main est active, mais la main passive va jouer un rôle important, celui d'écouter les réponses données par votre partenaire. La philosophie Yin Yang se révèle. La main passive peut aussi servir de soutien dans les positions assises ; par exemple, pour pouvoir effectuer vos pressions correctement, il est indispensable de prendre appui sur cette main.

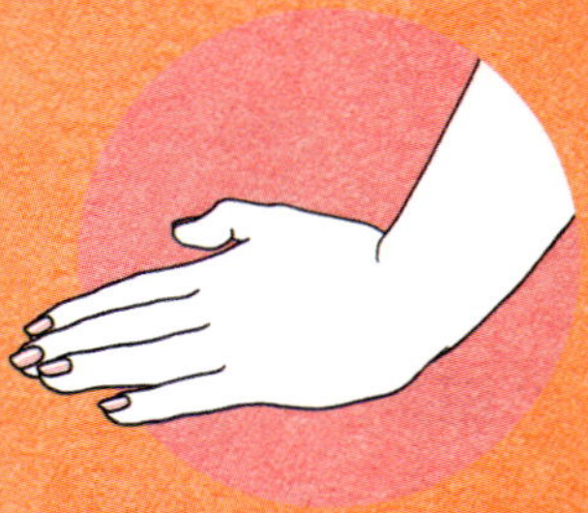

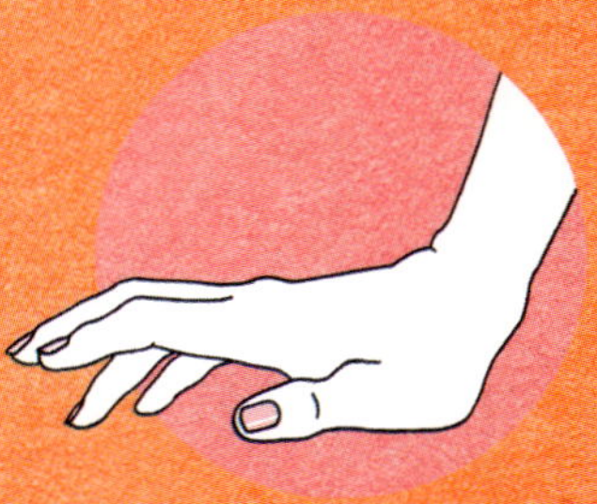

Quelles que soient vos positions, gardez à l'esprit le triangle d'énergie. Il est formé par vos deux mains et votre hara, les parties massées se trouvant entre les deux mains et recevant l'énergie du triangle.
Les pouces sont des outils de grande précision dans le Shiatsu, ils sont utiles pour atteindre de petites surfaces et effectuer des pressions concentrées. La stimulation est plus grande que celle des paumes, qui est diffuse. Vous placez en angle droit votre pouce tendu sur le point, c'est la partie charnue qui est en contact, l'articulation peut se plier légèrement. Le reste de la main repose, détendu, sur la peau.

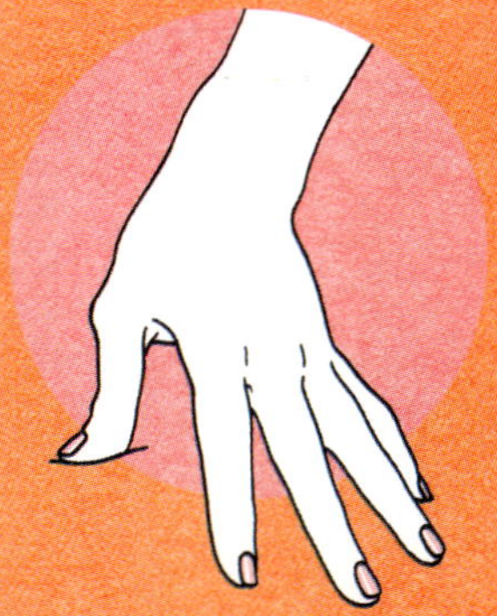

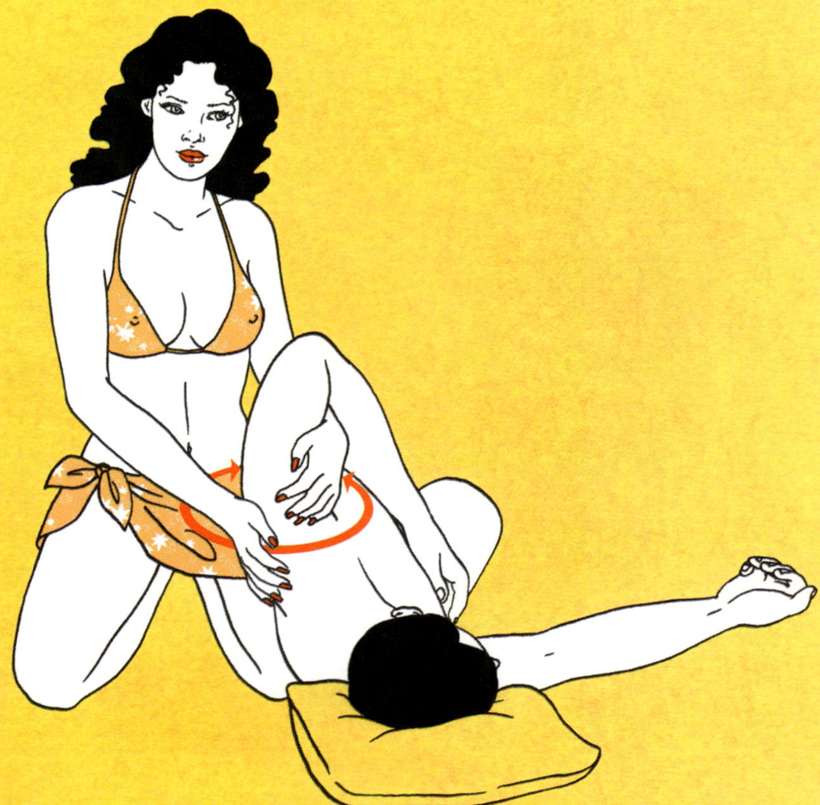

Le mouton à cinq pattes

L'ART DU TOUCHER

Vous pouvez adopter des variantes dans votre séance. La position de côté en est une, elle permet une ouverture différente de la cage thoracique et un étirement du bras très agréable à recevoir.
Votre partenaire est sur le côté, la jambe supérieure fléchie. Vous avez placé un coussin sous sa tête, vous êtes en Seiza au niveau de son épaule. Saisissez le haut de l'épaule avec vos deux mains, l'une passant sous le bras de votre partenaire pour exercer des rotations de l'épaule dans un sens puis dans l'autre, en amplifiant progressivement le mouvement.

LE + EXTASE

Cette position permet le massage d'autres méridiens et favorise la circulation énergétique dans tout le bras et l'épaule.

LIBÉRATION SENSUELLE

Et l'on se sent comme bercé(e) pendant l'exécution de cette douce sentence, le haut des trapèzes appréciant ces cercles libérateurs.

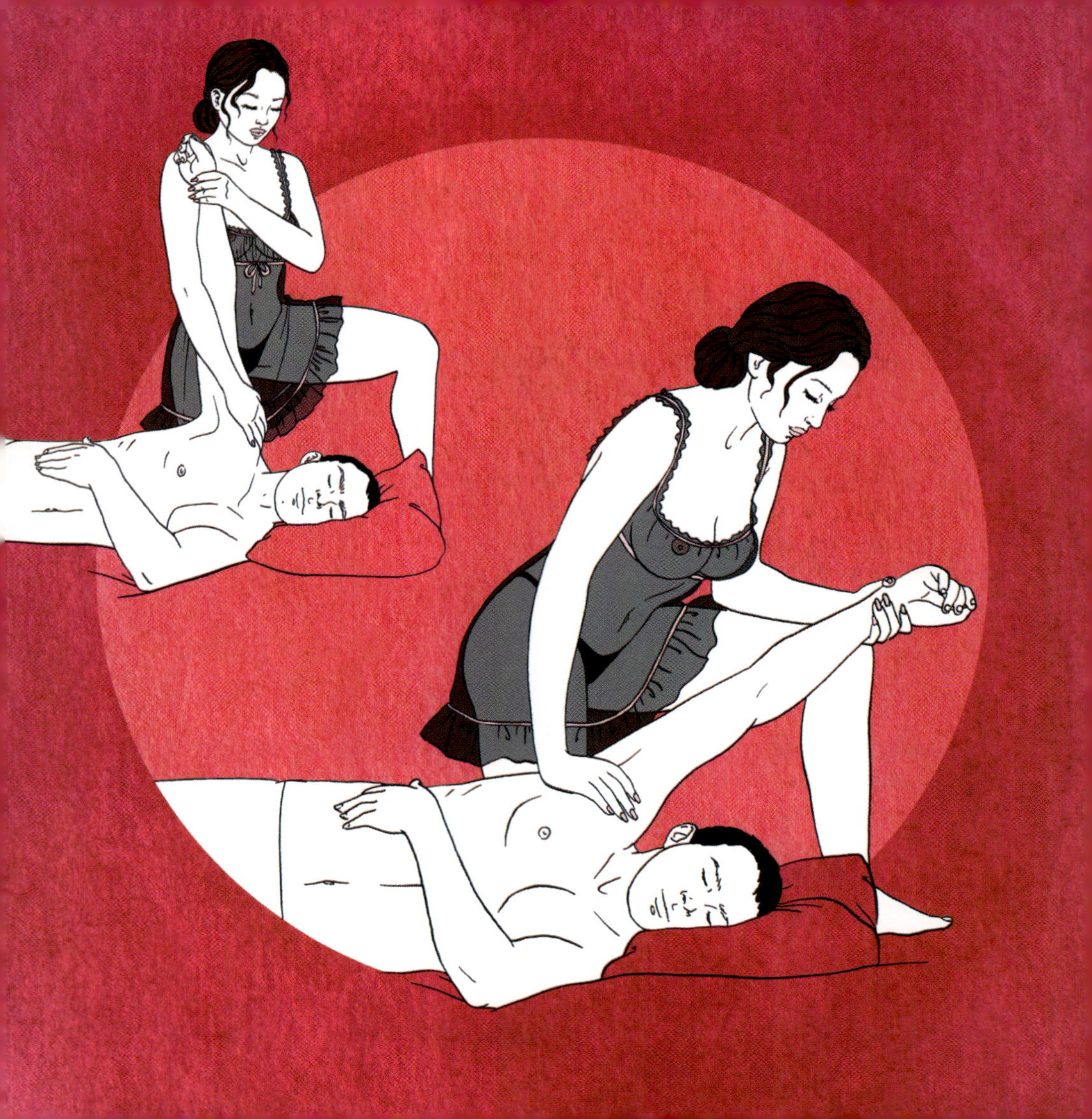

Le festin nu

L'ART DU TOUCHER

Placez-vous en demi-fente avant, prenez le bras tendu de votre partenaire. La main externe, active, saisit le poignet tandis que la main interne vient se poser en soutien sur l'épaule. Calez bien le bras contre votre torse avant d'exercer plusieurs étirements vers le haut, dans le but de décontracter l'articulation de l'épaule. Puis continuez les étirements, mais vers la tête.

LE + EXTASE

La main passive peut se déplacer sous l'aisselle pour accompagner les étirements. Soyez très attentive à la souplesse du corps. Le geste juste ouvrira la cage thoracique avec une amplitude du souffle retrouvée.

LIBÉRATION SENSUELLE

Pour les personnes stressées et fumeuses, à consommer sans modération !

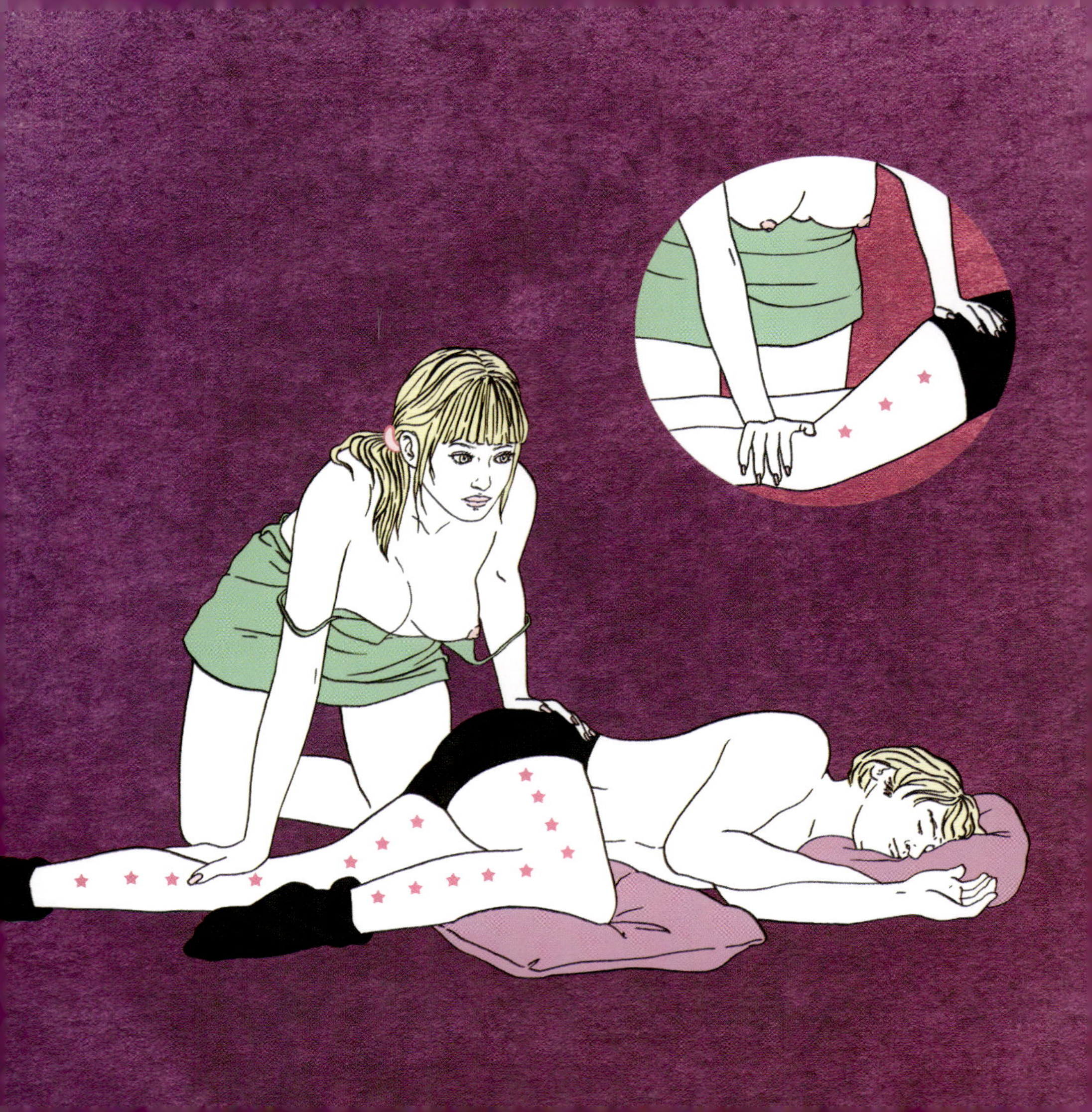

La cuisse d'Aphrodite

L'ART DU TOUCHER

Le massage des jambes en position latérale permet d'accéder au méridien Yang externe et au méridien Yin interne. Double résultat pour une seule position : pas mal ! Attention à la jambe externe de votre partenaire, qui doit être repliée à 90°, genou au sol ou sur un coussin. Placez une main sur sa hanche et appliquez une pression continue et profonde sur le milieu de sa fesse. Puis pressions des paumes de la fesse jusqu'aux chevilles. Répétez deux ou trois fois. Recommencez pour la jambe au sol, pressions de dessous, la fesse jusqu'aux chevilles.

LE + EXTASE

La hanche remplit complètement votre main (et cela n'aide pas à votre concentration !), mais n'oubliez pas le bienfait du massage profond de cette zone. Hanche libérée égale ampleur insoupçonnée.

LIBÉRATION SENSUELLE

L'énergie stagnante vient se déverser dans les membres inférieurs, provoquant un afflux de sensations dans votre chair, bientôt vos jambes vous sembleront en lévitation.

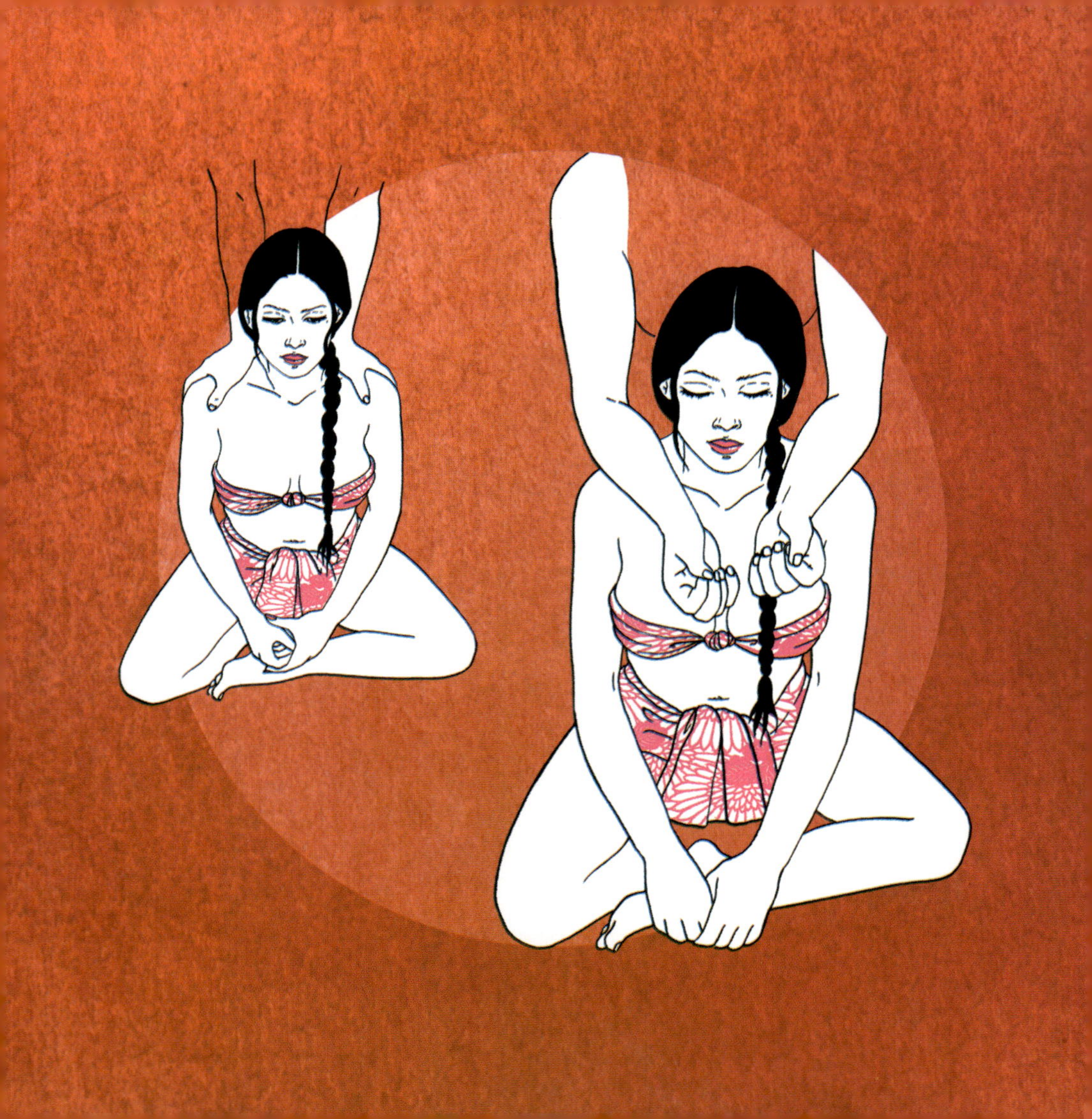

Détente en duo

L'ART DU TOUCHER

Vous pouvez utiliser ces positions assises comme une miniséance. La position la plus commode est celle en tailleur, mais n'hésitez pas, pour un meilleur confort, à utiliser la position agenouillée avec coussin sous les fesses, ou encore assis sur une chaise. Mettez-vous debout derrière votre partenaire, appliquez vers le bas une série de pressions successives avec les paumes. Puis exercez-vous de la même manière avec vos avant-bras sur les trapèzes. Pour cela, agenouillez-vous au sol.

LE + EXTASE

Adaptez vos pressions au ressenti du massé. Le massage assis permet de réguler l'excès d'énergie Yang du haut du corps.

LIBÉRATION SENSUELLE

Grâce à ce rééquilibrage, envolés maux de tête, migraines et tensions dans la nuque !

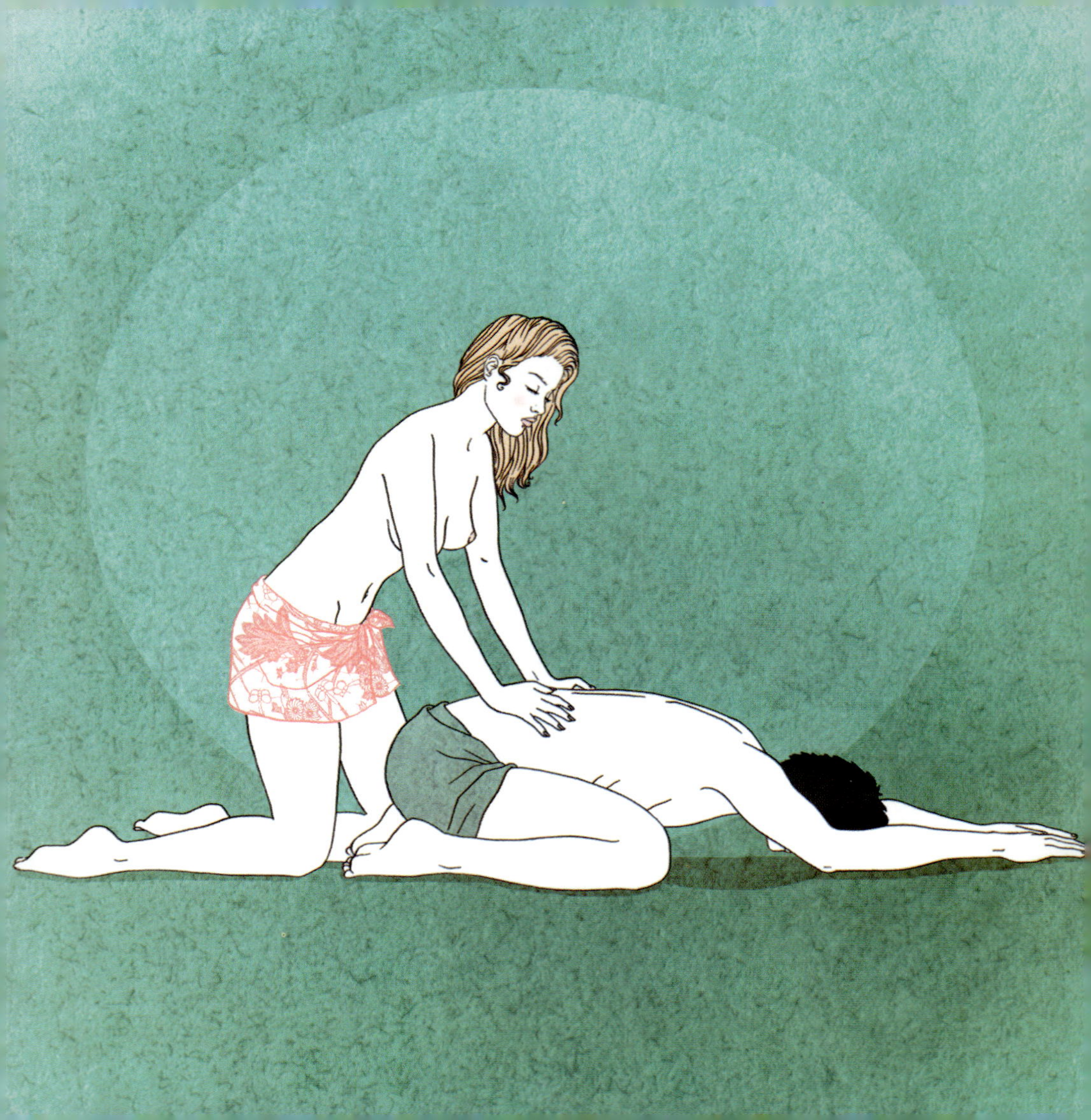

Célestes caresses

L'ART DU TOUCHER

Demandez à votre partenaire de se pencher le plus possible vers l'avant et si possible de poser le front au sol. Pour cette action, la position à genoux est la plus commode. Pratiquez des pressions alternées des paumes de chaque côté de la colonne vertébrale, de la nuque jusqu'au sacrum et vice versa. Intensifiez les pressions petit à petit.

LE + EXTASE

Vous dominez ce dos, le rendez plus souple, plus offert à votre traitement. Le corps s'étale au fur et à mesure des pressions, vous offrez une détente maximale.

LIBÉRATION SENSUELLE

Le dos dans son ensemble est souvent tendu. Offrez-lui donc plusieurs passages. Le travail sur le méridien de la vessie permet de faciliter l'élimination des déchets stagnants.

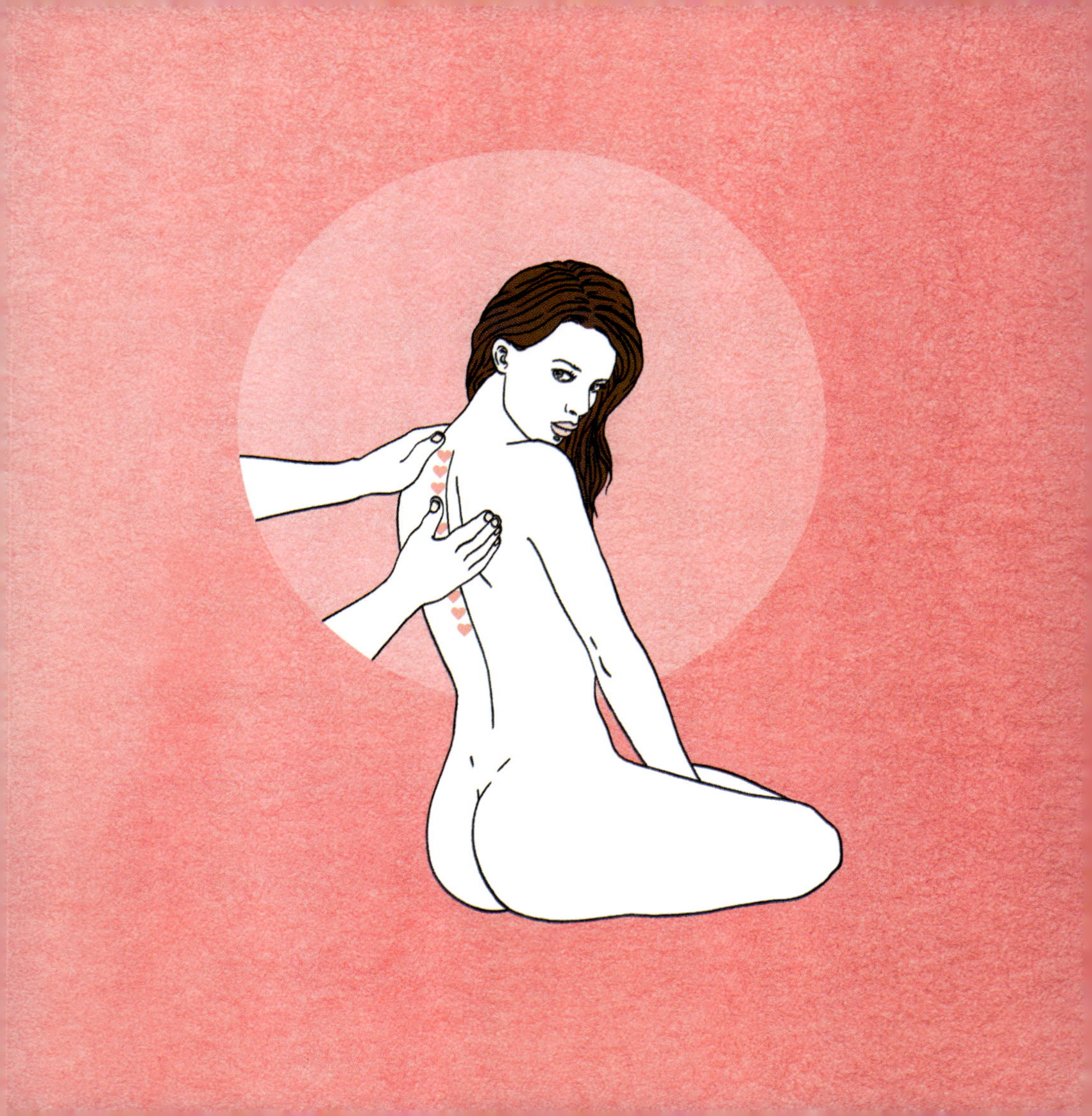

Le siège des délices

L'ART DU TOUCHER

Le corps de votre sujet se redresse, le vôtre aussi, et vous placez votre main gauche sur l'épaule gauche. De votre main droite, pressez entre l'omoplate et la colonne du haut du dos vers le milieu du dos. Répétez deux ou trois fois puis renouvelez les pressions, mais cette fois à l'aide des pouces. N'omettez pas l'autre côté.

LE + EXTASE

Comme lorsque le corps était au sol, une action libératrice du stress accumulé dans cette zone soulagera de façon évidente votre alter ego chéri.

LIBÉRATION SENSUELLE

Le mental s'évapore avec la descente de l'énergie vers le bas du corps, profitez-en pour apprécier le parcours vibratoire des méridiens sous la pulpe de vos doigts.

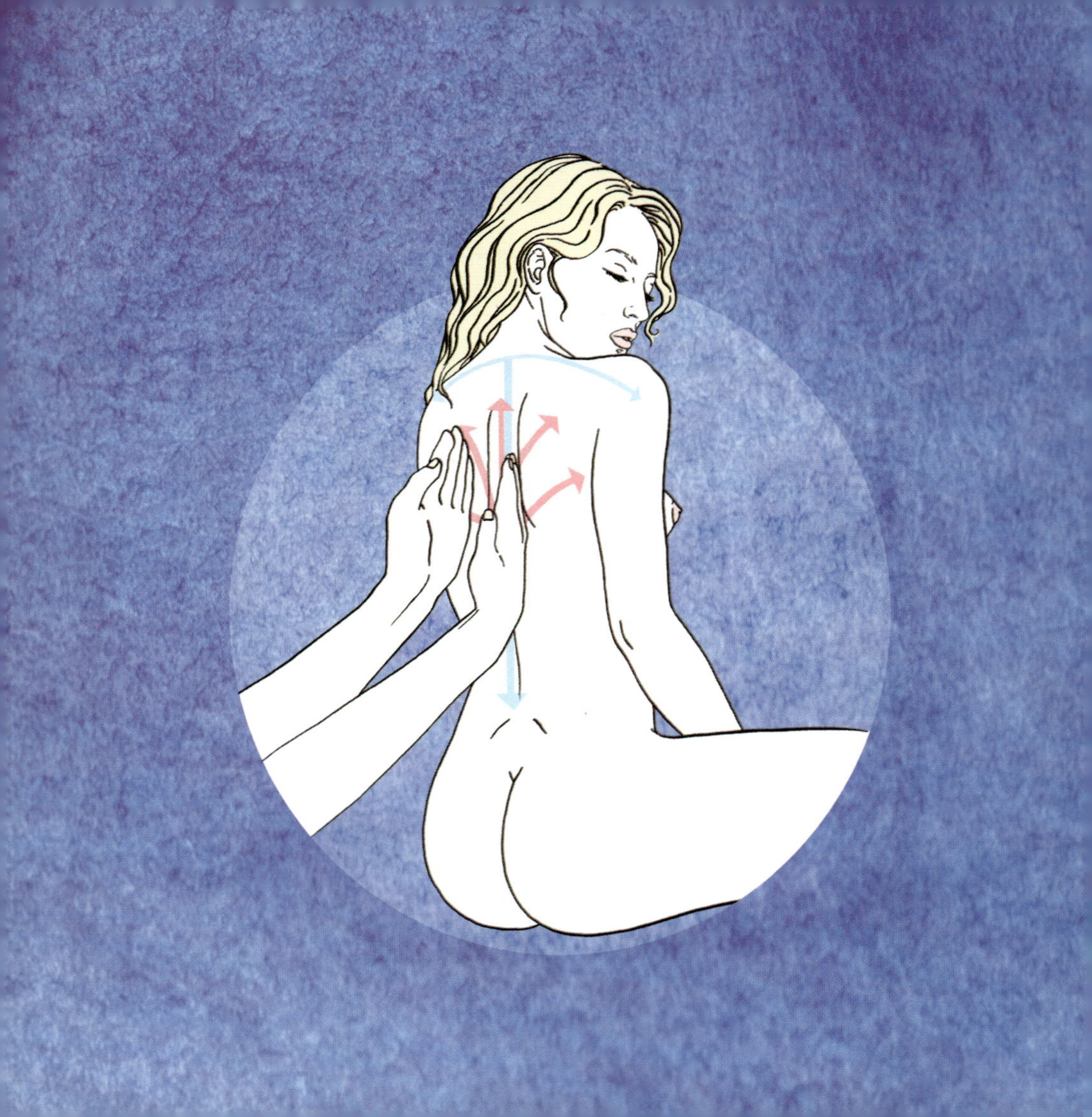

En dos majeur

L'ART DU TOUCHER

Avec le tranchant de vos mains, effectuez des percussions sur les trapèzes, le haut du dos, puis descendez de chaque côté, de la colonne jusqu'au sacrum. Le mouvement se doit d'être souple sans être mou, les poignets décontractés. Vous pouvez étendre vos percussions tout le long des bras, de bas en haut et de haut en bas. Terminez cette séquence avec des « essuyages » qui partent de la tête, passent par les épaules et descendent sur les bras puis du cou en fontaine jusqu'au bas du dos. À répéter plusieurs fois.

LE + EXTASE

Les « essuyages » sont en fait des effleurages avec une intention d'évacuer toutes les ondes négatives environnantes. Quand vous effectuez la fontaine, imaginez chasser de chaque côté du corps ces déchets énergétiques.

LIBÉRATION SENSUELLE

Vous parcourez les contours du dos de votre partenaire… d'accord, le mouvement est rapide, mais il serait dommage de passer à côté d'un frisson !

Le point Superman

Dans la sexologie taoïste, l'homme connaît l'orgasme sans éjaculer… il « injacule ».

En pressant un point d'acupuncture situé à mi-chemin entre l'anus et le scrotum, là où l'on peut sentir la présence d'une petite concavité, on peut inverser le processus d'éjaculation et se donner un orgasme plus puissant.

Le sperme est évacué de la prostate, mais il est recyclé et réabsorbé dans le flot sanguin. L'énergie remonte dans tout le corps en suivant les méridiens qui prennent naissance à cet endroit au lieu d'être évacuée comme cela se produit dans une éjaculation normale.

Il faut maintenir la pression jusqu'au plein orgasme, c'est-à-dire jusqu'à ce que l'injaculation soit terminée.

Avec de la pratique, vous pourrez vous rendre compte de l'effet insoupçonné de ce point. Au lieu de s'écrouler après un orgasme, votre partenaire sera comme un lion en cage, sans compter la durabilité de l'érection. N'oubliez pas l'orbite microcosmique qui vous permet de transmettre son orgasme à tout son corps en multipliant les sensations pour se rapprocher de « l'au-delà de l'orgasme ».

On ne vous fait pas un dessin ? Et puis si ! Comme cela, nous sommes sûres de la localisation !

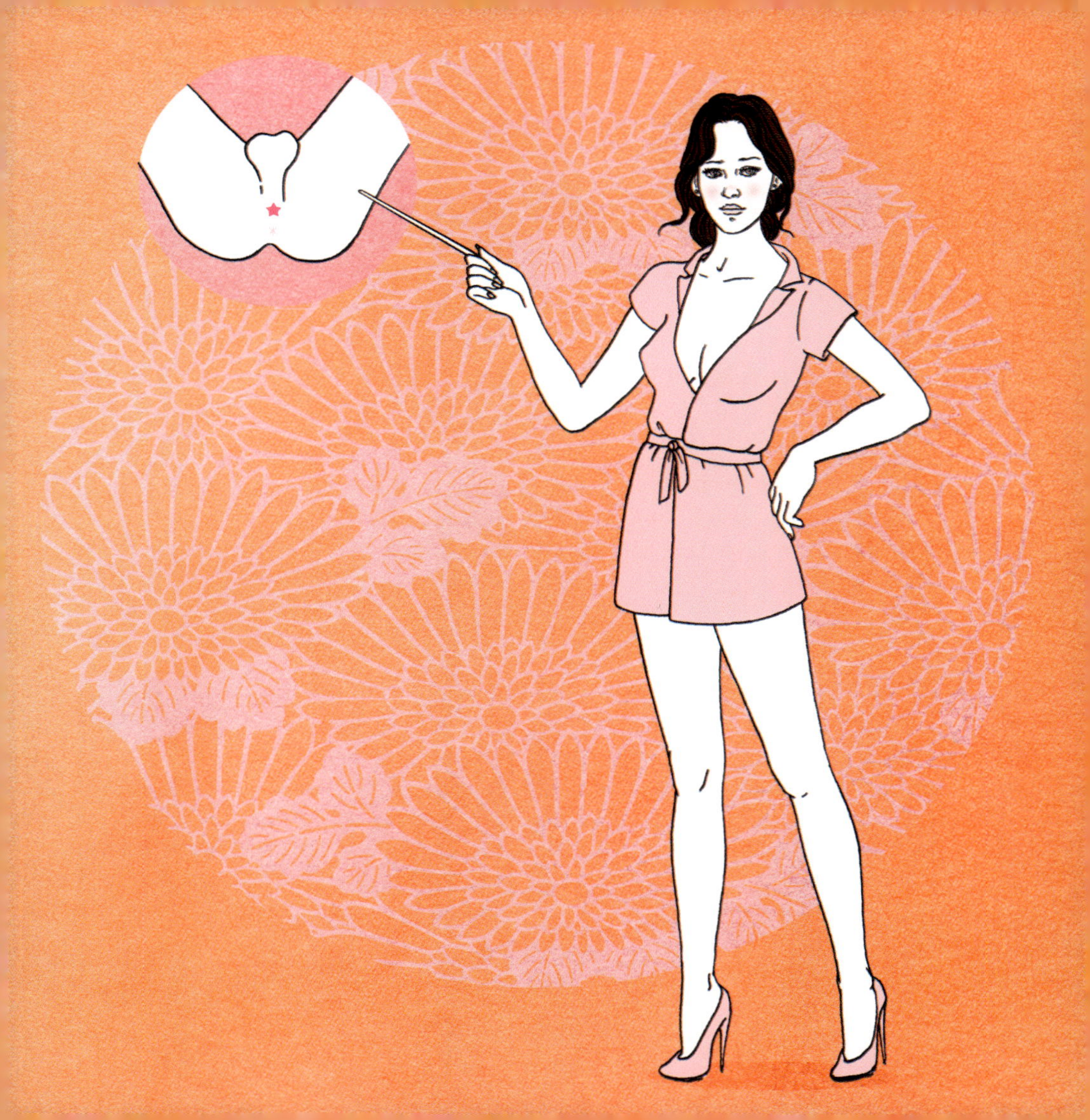

L'orbite cosmique

L'orgasme ordinaire qui jaillit vers l'extérieur nous fait perdre de l'énergie tout en ressentant du plaisir. À travers la conception taoïste de l'excitation sexuelle, c'est la fusion de toutes les énergies des organes et des glandes avec une énergie sexuelle extrêmement raffinée que crée l'énergie orgasmique. Il est nécessaire pour cela d'apprendre à diriger cette énergie vers l'intérieur, à la recycler et à la raffiner. Après avoir approché de nouvelles sensations à maîtriser votre propre énergie, de nouveaux plaisirs s'ouvriront à vous, des sensations de « l'au-delà de l'orgasme ». Grâce à des méditations en rapport avec la force vitale, que l'on nomme « méditations de l'orbite cosmique », l'initiation nous instruit sur la façon de recycler l'énergie sexuelle.

Orbite cosmique, où es-tu ?

La découverte des méridiens ou canaux énergétiques fut capitale pour l'exploration de la méditation de l'orbite cosmique. Il en est deux notamment qui sont utilisés pour mettre en action ce parcours des fluides.

Le premier, le canal fonctionnel, ou Yin, prend sa source à la base du tronc à mi-chemin entre le vagin et l'anus, c'est-à-dire au point du périnée. Il monte sur la partie frontale du corps en passant par le mont de Vénus, les organes abdominaux, le cœur, la gorge, et s'achève sur le bout de la langue.

Le deuxième, canal qui gouverne, ou Yang, prend racine au même endroit que le canal Yin. Du périnée, il monte jusqu'au coccyx puis suit la colonne vertébrale jusqu'au cerveau et redescend

pour atteindre la voûte du palais et finir derrière les dents de devant.
L'énergie emprunte cette voie circulaire qui monte la colonne vertébrale et redescend par le devant du corps. Le courant vital circule en passant par les organes principaux du corps et par le système nerveux en fournissant l'énergie nécessaire pour développer, fonctionner ou guérir.

Activer l'orbite cosmique

La manière la plus simple pour ouvrir votre canal microcosmique est de vous asseoir, de respirer pour vous détendre et de laisser circuler votre énergie dans la boucle de l'orbite microcosmique. Commencez par les yeux et suivez mentalement l'énergie qui descend dans la gorge puis dans la poitrine, le ventre, et remontez par le coccyx, la colonne, jusqu'au cerveau. Il faut pratiquer régulièrement : il se peut qu'au début, aucune sensation ne soit présente. En revanche, des échauffements peuvent survenir dans différents endroits tout au long de votre parcours, signes dus à la circulation du courant énergétique. À ce moment, relaxez-vous et dirigez votre esprit à l'endroit échauffé. Avec un peu d'entraînement, vous arriverez à concentrer votre respiration ainsi que votre énergie dans le bas-ventre, ce qui stimulera grandement votre désir sexuel.

éditions 3A

Achevé d'imprimer en France
par Imprimerie Clerc
le 17 décembre 2007.
Dépôt légal décembre 2007. EAN 9782290007303

Éditions J'ai lu
87, quai Panhard-et-Levassor, 75013 Paris
Diffusion France et étranger : Flammarion

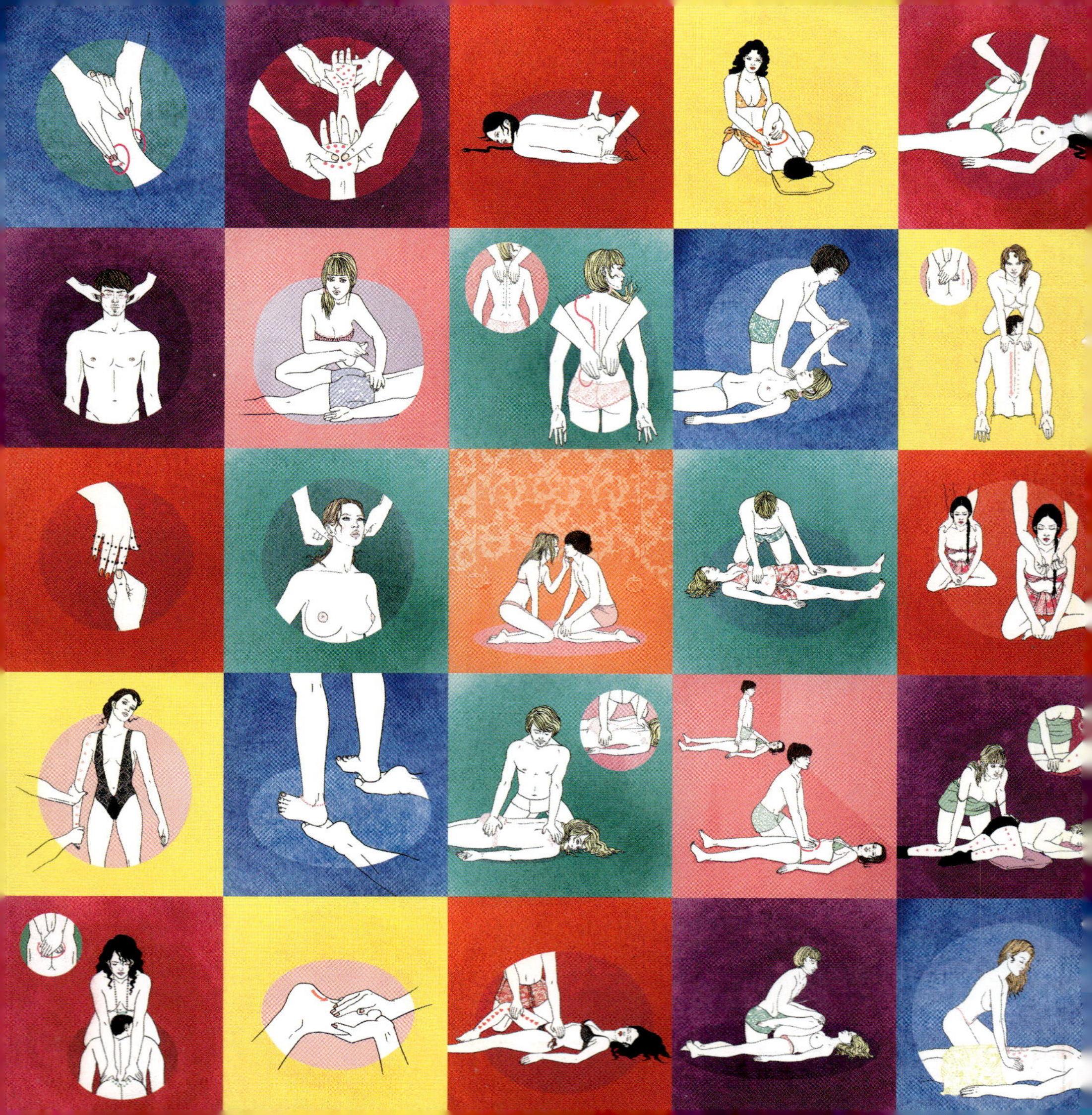